SCHLAF

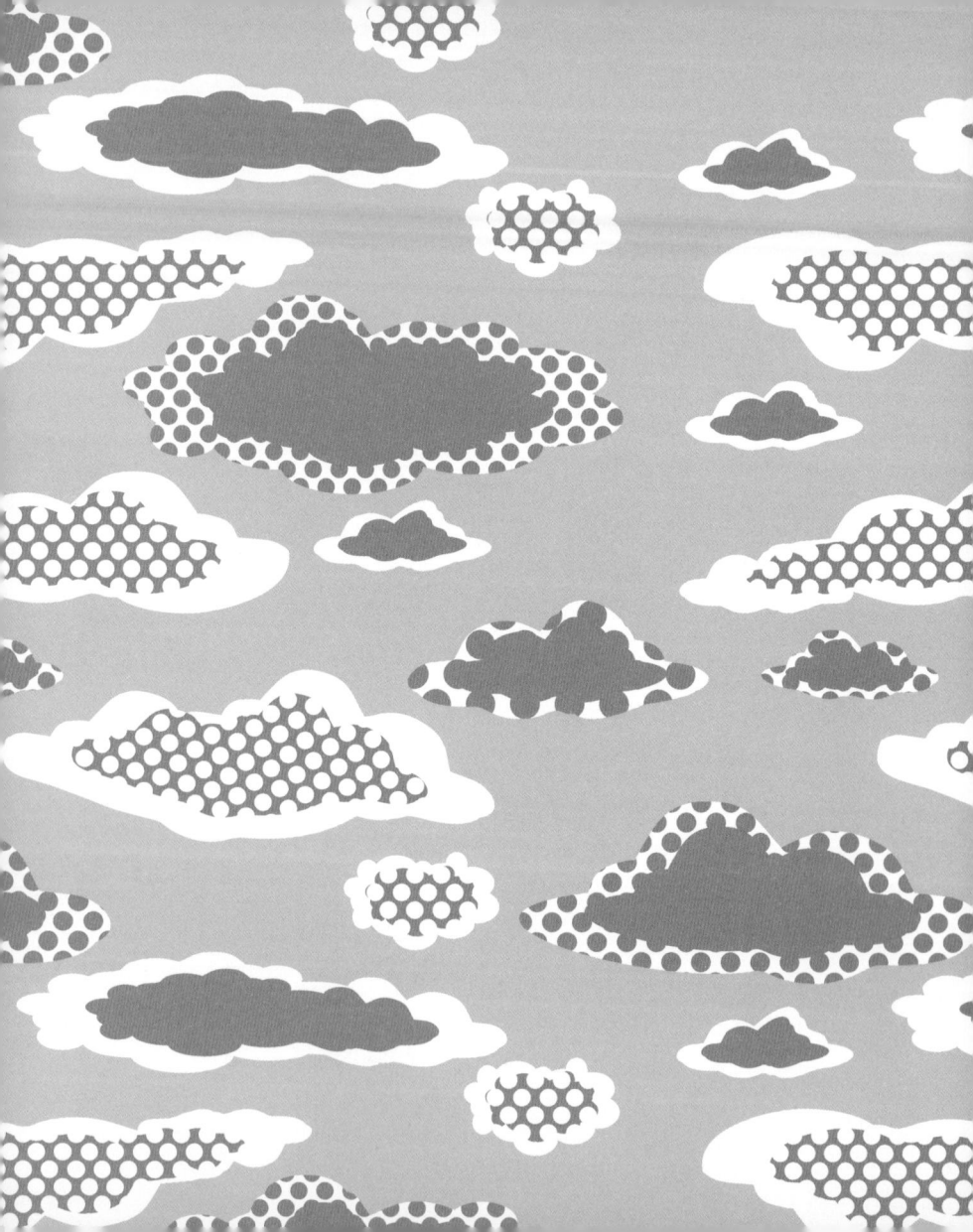

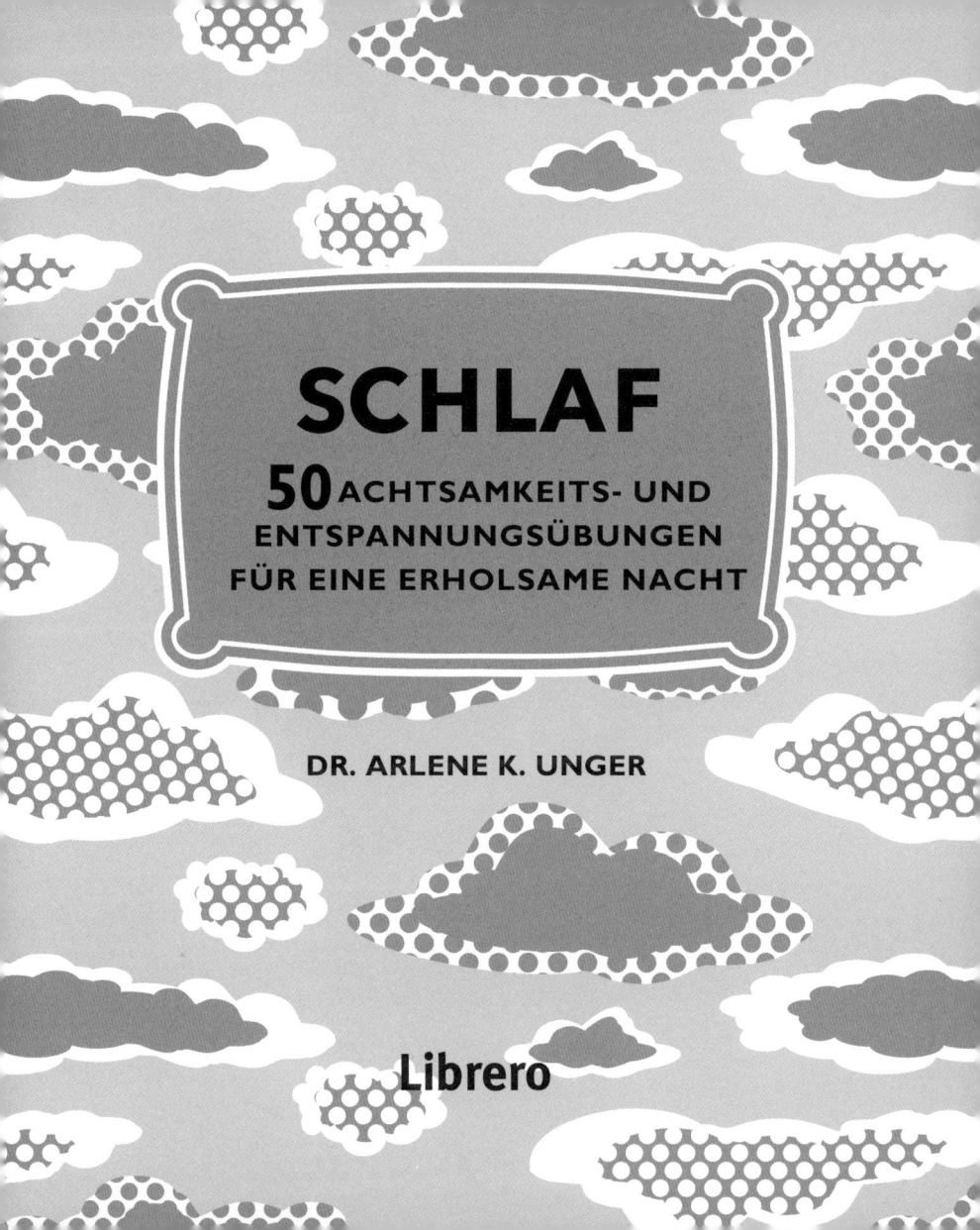

SCHLAF

50 ACHTSAMKEITS- UND ENTSPANNUNGSÜBUNGEN FÜR EINE ERHOLSAME NACHT

DR. ARLENE K. UNGER

Librero

Titel der Originalausgabe: *Sleep*

© 2019 Librero IBP (für die deutschsprachige Ausgabe)
Postbus 72, 5330 AB Kerkdriel, Niederlande

© 2015 Quantum Books Ltd

Herausgeber: Kerry Enzor
Redaktion und Design: Therefore Publishing Limited
(www.thereforepublishing.com)
Redakteurin: Philippa Davis
Produktion: Zarni Win

Übersetzung aus dem Englischen:
Marlene Grois, Wien
Redaktion und Satz der deutschen Ausgabe: Print Company Verlagsges.m.b.H., Wien

Printed in China

ISBN: 978-94-6359-120-1

Hinweis
Weder Autorin noch Verlag übernehmen Verantwortung für eventuell aus der Anwendung der
Prinzipien und Techniken, die in diesem Buch vorgestellt werden, resultierende Schäden. Dieses
Buch eignet sich nicht zur Behandlung schwerwiegender gesundheitlicher Beschwerden. Wenden
Sie sich unbedingt an einen Arzt, wenn Sie sich in irgendeiner Weise unwohl fühlen oder sich über
Ihren Gesundheitszustand Sorgen machen.

INHALT

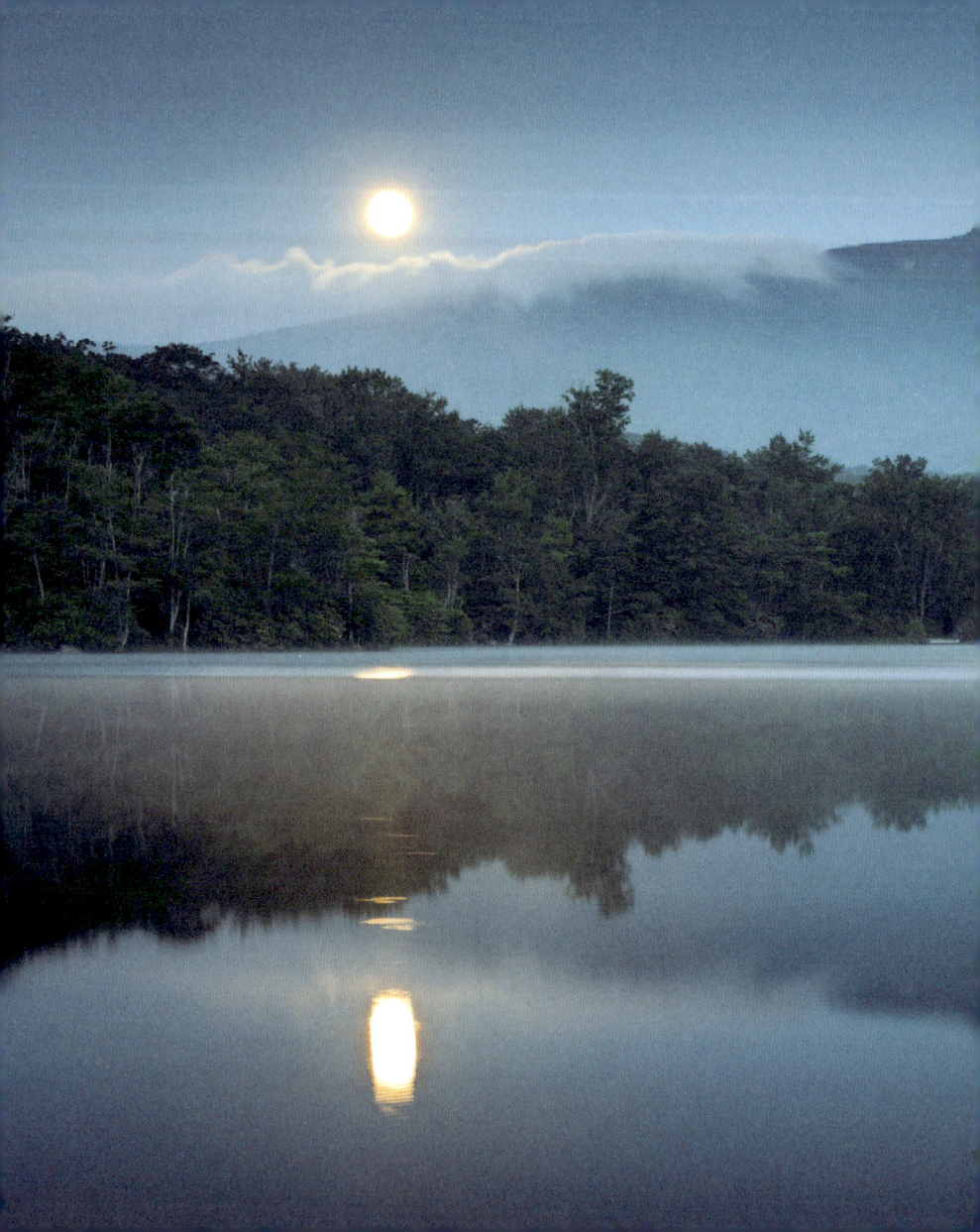

EINFÜHRUNG

Schlaf ist etwas Mysteriöses. Wenn man bedenkt, wie viel Zeit unseres Lebens wir mit schlafen zubringen, wissen wir doch erstaunlich wenig über den Prozess und seine Funktion. Wir wissen allerdings, dass wir nicht lange durchhalten, ohne das Bedürfnis nach Schlaf zu verspüren. Wir wissen auch, dass wir Schlaf als etwas Erfreuliches im Leben ansehen, obwohl wir währenddessen – paradoxerweise – mehr oder weniger bewusstlos sind. Instinktiv spüren wir, dass Schlaf unserem Geist und unserem Körper guttut.

Generell scheint das Gehirn Schlafstunden dafür zu nutzen, verschiedene Unterprogramme (um eine Begriff aus der Computersprache zu verwenden) ablaufen zu lassen. Es ordnet und analysiert neue Erkenntnisse, löst Probleme und überlegt sich Strategien. Das ist sicherlich der Grund, warum Babys mehr schlafen als Erwachsene – da sie im Verhältnis zu ihren Erfahrungen weitaus mehr Daten zu verarbeiten haben. Es ist auch der Grund, warum wir manchmal aufwachen und die Antwort für ein Dilemma parat haben, das uns zuvor keine Ruhe gelassen hat. „Drüber schlafen" ist ein wirksamer Trick, um Probleme zu lösen.

Warum brauchen wir Schlaf?

Wir sind darauf geprägt, sicherzugehen, dass wir schlafen können, wenn es notwendig ist. Anders gesagt: Der menschliche Körper ist darauf angelegt, Signale der Außenwelt zu lesen und sie dem Gehirn in einer Art und Weise zu vermitteln, die uns müde werden lässt. Unser interner Bote ist Melatonin, ein Hormon, das ausgeschüttet wird, wenn wir uns im Dunkeln befinden. Die Auswirkung von Melatonin ist nicht nur, dass es uns in regelmäßigen Abständen ins Bett schickt, sondern auch, dass unsere innere Uhr auf den Einbruch der Nacht eingestellt wird. Wir schlafen, wenn es dunkel ist, und wachen auf, wenn es hell wird (da Tageslicht die Melatoninproduktion einstellt). Wir können dieses Hormonsignal umge-

hen, wenn wir möchten – aber wenn wir ständig gegen den natürlichen Schlafrhythmus ankämpfen, wird dies mit der Zeit Einfluss auf uns haben. Schichtarbeiter sind bekannterweise für Schlafprobleme prädestiniert, und moderne Technologien, die uns erlauben, unsere Abende in hell erleuchteten Räumen zuzubringen oder auf leuchtende Bildschirme zu starren, ist die Wurzel vieler Schlafprobleme.

Schlafstrategien

Die gute Nachricht ist, dass Schlafprobleme behandelbar sind. Es muss sich dabei nicht um Medikamente handeln (obwohl diese manchmal angemessen sein können). Alles, was eine Person, die an Schlafproblemen leidet, in den meisten Fällen braucht, ist eine Reihe an Strategien, wie man mit Störungen umgehen kann, wenn sie passieren.

Dieses Buch beinhaltet 50 dieser Strategien. Einige davon sind „Visualisierungen". Professionelle Sportler greifen seit langer Zeit auf tatsächliche Visualisierungen zurück: Sie versuchen, sich selbst lebhaft dabei vorzustellen, wie sie einlochen oder einen Elfmeter machen, bevor sie es wirklich tun müssen. Kürzliche Studien zum Gehirn unterstützen die Annahme, dass innere Bilder einen positiven Effekt darauf haben, wie wir unsere Handlungen planen, wahrnehmen, kontrollieren und uns auf sie konzentrieren.

Die Übungen dieses Buchs stützen sich auf drei psychotherapeutische Techniken: Emotionales Gehirn-Training, kognitive Verhaltenstherapie und Stressbewältigung durch Achtsamkeit, welche erfolgreich miteinander verknüpft werden können.

Emotionales Gehirn-Training

Laut emotionalem Gehirn-Training (oder EBT) sitzen viele Dinge, die uns Stress bereiten, im, von Ärzten genannten, emotionalen Gehirn. Emotionales Gehirn-Training zeigt,

Wann Sie einen Doktor aufsuchen sollten

Viele Schlafprobleme können durch Selbsthilfemaßnahmen, wie in diesem Buch, gelöst werden. Falls sich Ihre Schlafprobleme jedoch fortsetzen, Sie laut schnarchen, Sodbrennen oder nächtliche Bewegungsstörungen haben, schlafwandeln, im Schlaf reden oder sonstige Symptome aufweisen, suchen Sie einen Doktor auf, der Sie individuell berät. Schlafschwierigkeiten können ein Symptom für andere gesundheitliche Probleme sein, die medizinische Begutachtung benötigen.

DIE FÜNF SCHLAFPHASEN

Der Schlaf ist kein einheitlicher Zustand, sondern ein Kreislauf fünf verschiedener Phasen. Dieser Kreislauf benötigt ungefähr 90 Minuten. Das heißt, wir durchlaufen ihn vier bis sechs Mal pro Nacht. Hier sind die Phasen:

1 **Leichter Schlaf:** Am Beginn des Kreislaufs. Muskelaktivität nimmt ab, Zucken kann vorkommen. Während des leichten Schlafs können wir am leichtesten aufwachen.

2 **Tatsächlicher Schlaf:** Wenn wir wirklich bewusstlos werden und daher von unserer physischen Umgebung getrennt sind. Atem und Herzschlag sind normal, aber die Körpertemperatur beginnt abzunehmen.

3 **Tiefschlaf:** Wenn der Körper komplett entspannt ist und der Blutdruck niedriger wird. Wir reagieren meist nicht auf Geräusche oder andere uns umgebende Aktivitäten. In dieser Phase produziert unser Gehirn Delta-Wellen, eine Art hochausschlagende Gehirnaktivität. Diese stimulieren erwiesenermaßen Wachstumshormone, und man nimmt an, dass sie bei der Bildung unserer Erinnerungen im Schlaf behilflich sind.

4 **Erholsamer Schlaf:** Wenn unsere Herz- und Atemfrequenz am niedrigsten ist. Hormone für Zellwachstum und Muskelbildung werden ausgeschüttet. Jetzt regeneriert der Körper. Experimente haben gezeigt, dass Wunden im Schlaf schneller heilen als im Wachzustand.

5 **REM-Schlaf:** Wenn sich unsere Augen hinter den Augenlidern hin- und herbewegen. REM steht für „Rapid Eye Movement" – wir scheinen einer Art Szene zuzusehen. Was wir auch tatsächlich tun, da REM-Schlaf die Phase ist, in der wir träumen. Wenn wir in der REM-Phase aufwachen, erinnern wir uns meist an den Inhalt des unterbrochenen Traums. Wenn wir in anderen Phasen des Kreislaufs geweckt werden, können wir uns normalerweise nicht daran erinnern, geträumt zu haben.

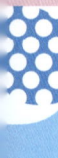

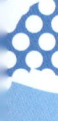

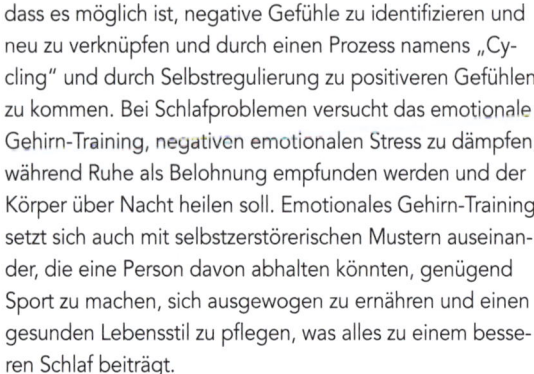

Positive Bestätigung
Sie finden eine Reihe
an positiven Bestäti-
gungen über das ganze
Buch verteilt. Das sind
kurze Sätze, die Sie
wiederholen können,
um eine Nachricht in
Ihrem Unterbewusst-
sein zu verstärken. Die
Sätze werden Sie dazu
anregen, eine positive
Eigenwahrnehmung zu
entwickeln.

dass es möglich ist, negative Gefühle zu identifizieren und
neu zu verknüpfen und durch einen Prozess namens „Cy-
cling" und durch Selbstregulierung zu positiveren Gefühlen
zu kommen. Bei Schlafproblemen versucht das emotionale
Gehirn-Training, negativen emotionalen Stress zu dämpfen,
während Ruhe als Belohnung empfunden werden und der
Körper über Nacht heilen soll. Emotionales Gehirn-Training
setzt sich auch mit selbstzerstörerischen Mustern auseinander, die eine Person davon abhalten könnten, genügend
Sport zu machen, sich ausgewogen zu ernähren und einen
gesunden Lebensstil zu pflegen, was alles zu einem besseren Schlaf beiträgt.

Kognitive Verhaltenstherapie

Diese Therapie (auch bekannt als CBT) behandelt in der
Regel ein breites Spektrum an Problemen – Depression,
Sucht, Angststörung –, indem sie Patienten aufeinan-
derfolgende Schritte zur positiven Veränderung vorgibt.
Ihre Hauptfunktion ist, dass sie Menschen dabei hilft, zu
erkennen, wie ihre Gedanken und Gefühle ihr Verhalten beeinflussen. Indem sie dysfunktionale Denk- und Fühlmuster
identifizieren und verändern, lernen Patienten, ihr Verhalten
positiv zu beeinflussen. Die kognitive Verhaltenstherapie
verbessert den Schlaf, indem sie zeigt, wie man negative Gedanken durch positive ersetzen kann und indem
Gewohnheiten vor dem Zubettgehen geändert werden. Sie
bringt einem auch stressreduzierende Techniken bei und
fördert einen gesunden Lebensstil.

Stressbewältigung durch Achtsamkeit (MBSR)

Diese Therapie verbindet achtsame Meditation mit Unter-
richtspraktiken, die mit Yoga im Zusammenhang stehen.
Achtsamkeit kommt von der buddhistischen Art zu denken,
ist aber in ihrer modernen Form nicht spirituell. Es ist eine
Methode, mit der man seine mentalen Muster und seine

Verhaltensweisen auf unbeteiligte, interessierte Weise betrachtet. Achtsamkeit bedeutet, sich komplett darauf zu konzentrieren, was gerade passiert, denn das Hier und Jetzt ist alles, was zählt (die Vergangenheit ist vorbei und die Zukunft ist noch nicht passiert). Es bedeutet auch, sich kein Urteil über sich selbst zu bilden („Ich mache es falsch, ich bin so dumm…"). Stressbewältigung durch Achtsamkeit kann Stress von Leuten reduzieren, die zu überanstrengt, besorgt oder deprimiert sind, um zu schlafen. Dieses Buch ermutigt Sie dazu, alle drei Ansätze auszuprobieren. Manche Übungen stützen sich auf mehr als einen Ansatz. Nehmen Sie sich Zeit, um die verschiedenen Übungen zu testen, und übernehmen Sie diejenigen, die für Sie am besten funktionieren. Experimentieren Sie und passen Sie die Bilder der Visualisierungen an Ihre Vorlieben an, wenn Sie möchten. Es wird nicht lange dauern und Sie werden die Früchte eines ruhigeren Geistes und langen, friedlichen Schlafs ernten.

Unten: Sich beruhigende Bilder, wie diese schlafende Katze, ins Gedächtnis zu rufen, kann dabei helfen, Entspannung hervorzurufen und die Tür zum Schlafen zu öffnen.

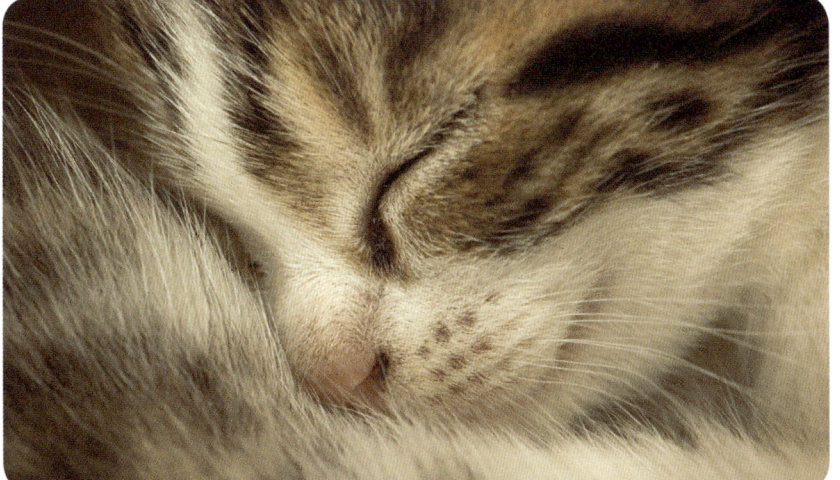

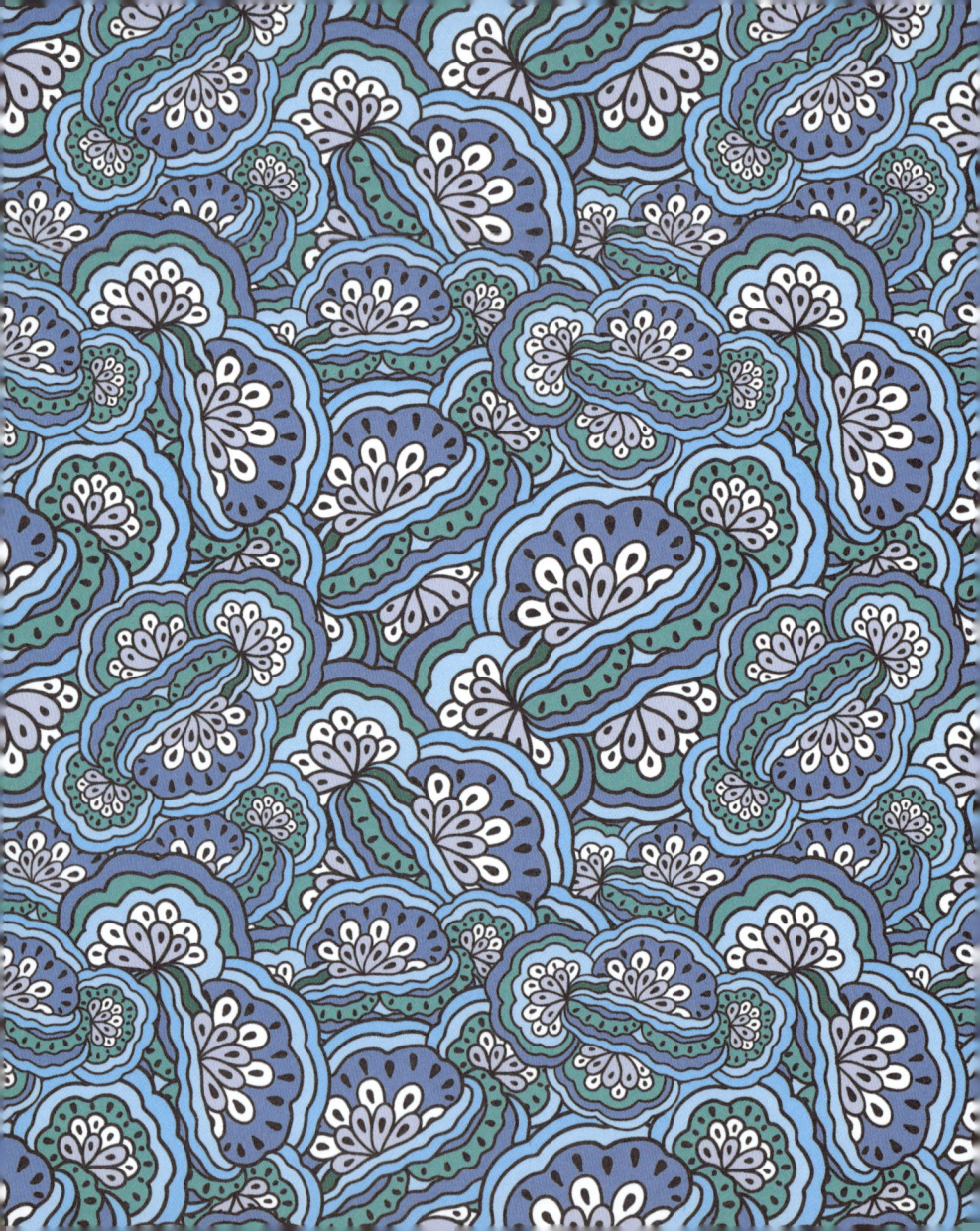

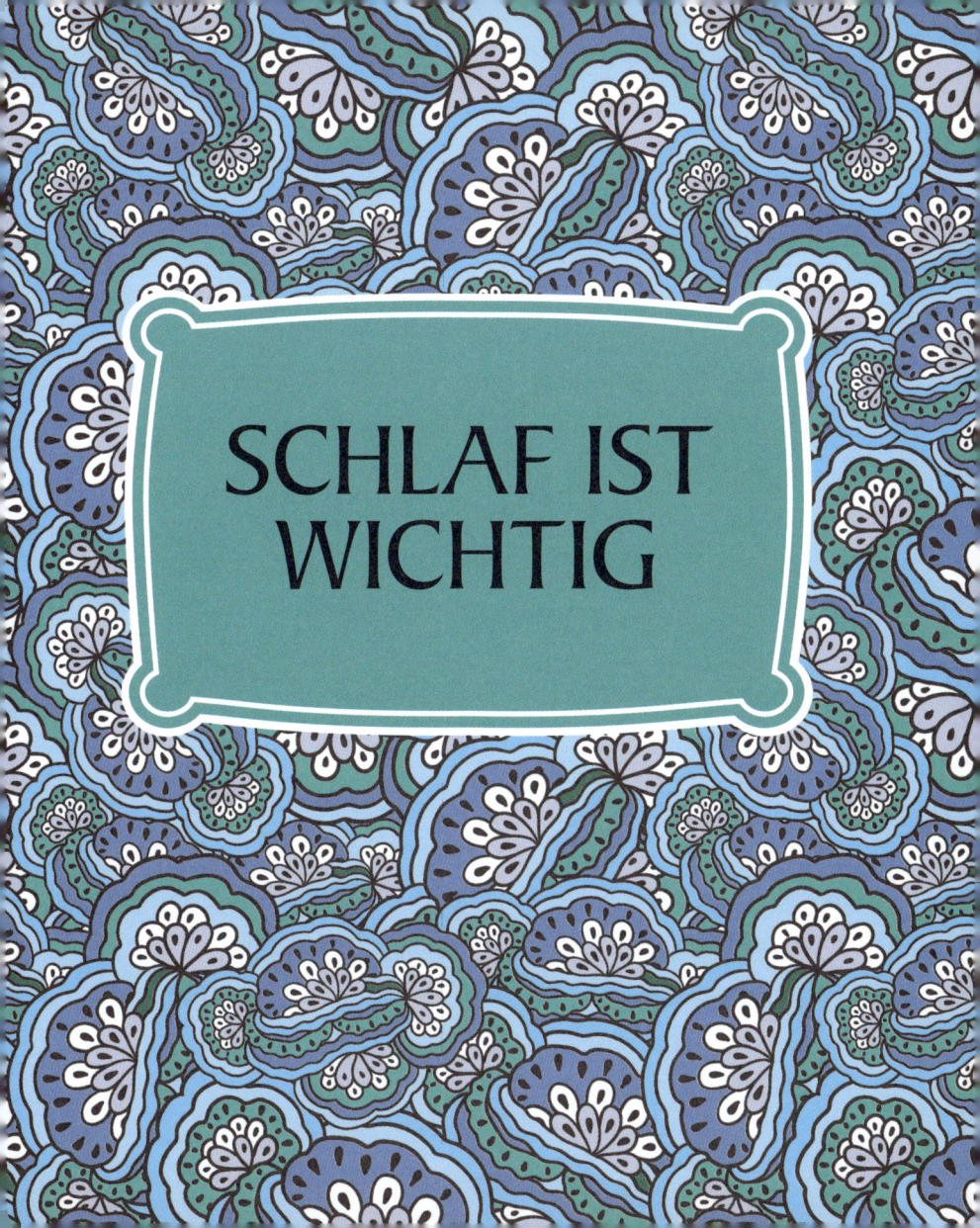

SCHLAF IST WICHTIG

Ungefähr ein Drittel der Erwachsenen Großbritanniens leiden, laut National Health Service, unter Schlafstörungen. Das ist ein großes Problem. Stress, Arbeit ins Schlafzimmer mitzunehmen, nächtliches Versessensein auf Computerspiele oder soziale Medien und unregelmäßige Tagesabläufe haben zu einer Schlaflosigkeit von epidemischem Ausmaß geführt. Kognitive Verhaltenstherapeuten und andere Schlafexperten sagen, dass wir alle unseren Schlaf verbessern können, indem wir uns eine gute „Schlafhygiene" angewöhnen. Dieser eher klinische Ausdruck bedeutet nichts anderes, als dass wir uns aufs Schlafen so vorbereiten, wie für jedes andere wichtige Ereignis. Sie sollten demnach sichergehen, dass Ihr Schlafzimmer aufs Schlafen ausgerichtet ist, dass Sie einen erholsamen Abend verbringen und dass Sie viel Alkohol und schweres Essen vermeiden, da diese Dinge Ihre Nachtruhe stören könnten. In diesem Kapitel finden Sie Übungen und Ratschläge aus der kognitiven Verhaltenstherapie, dem emotionalen Gehirn-Training und basierend auf Achtsamkeit. Gemeinsam werden sie Ihnen helfen, einen Schlaf-freundlicheren Lebensstil zu entwickeln und eine Abendroutine zu schaffen, die zu natürlichem, tiefem und erholsamem Schlaf führt.

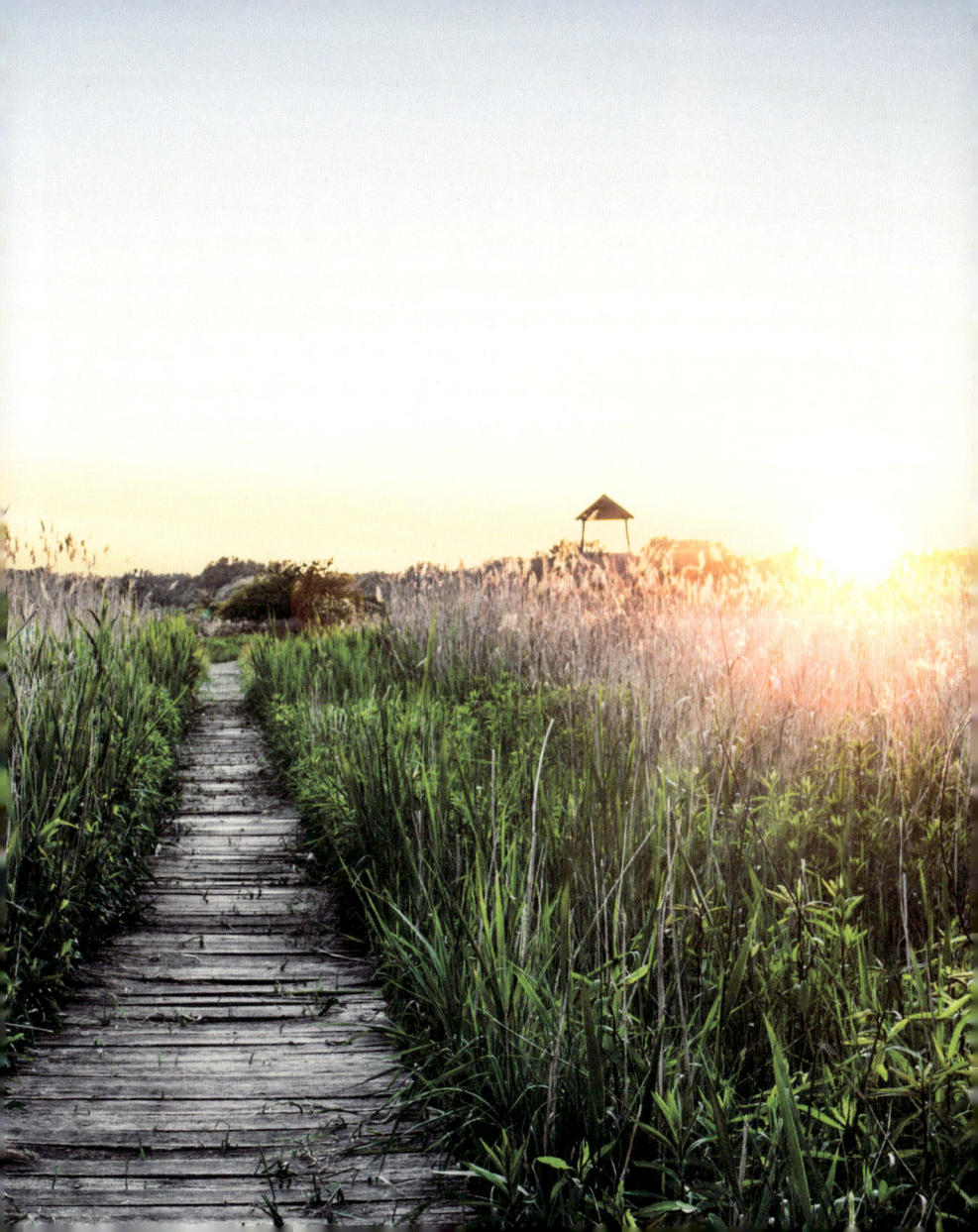

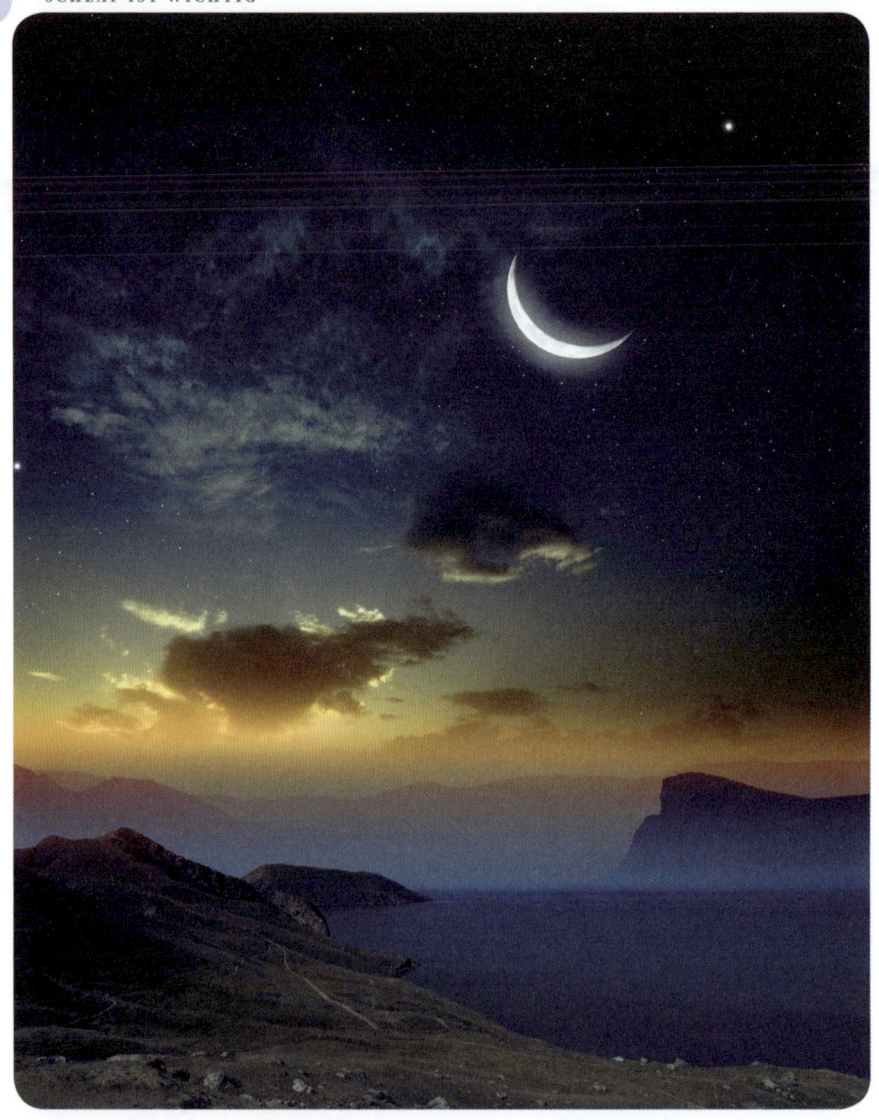

DIE DUNKELHEIT LIEBEN

Nichts ruft Schläfrigkeit eher hervor, als im Dunkeln zu sein. Es ist keinesfalls scherzhaft gemeint, wenn behauptet wird, dass die Natur uns mithilfe der Nacht mitteilt, ins Bett zu gehen. Wenn es dunkel wird, produzieren wir auf natürliche Weise Schlaf-auslösendes Melatonin. Hier sind drei Wege, um die Dunkelheit willkommen zu heißen.

1 Reduzieren Sie am Abend das Licht. Drehen Sie lieber einzelne Lampen mit sanftem Licht auf, anstatt den Raum vollständig mit der Deckenlampe zu erleuchten, und verwenden Sie Dimmer, wenn Sie welche haben.

2 Hören Sie sanfte, entspannende Musik, während Sie in einem abgedunkelten Raum sitzen. Versuchen Sie eine Playlist für den Abend zu erstellen. Sie können es auch mit einer achtsamen Atemübung oder ein paar sanften Yogaübungen in einem Raum mit gedimmtem Licht versuchen.

3 Wenn es Winter und ohnehin schon dunkel ist, nehmen Sie dies zum Anlass, früher ins Bett zu gehen. Probieren Sie ansonsten diese Nacht-Visualisierung, bequem im Sitzen, aus: Stellen Sie sich die kühle Stille der Nachtluft vor, die Sterne – jeder an seinem Platz am Himmel – und den sichelförmigen Mond, der stetig über den Himmel wandert.

> **WANN AM BESTEN**
>
> Machen Sie es zum Teil Ihrer allabendlichen Routine, etwas Zeit im Dunkeln zu verbringen. Ihr Körper wird lernen, dieses Signal zu verstehen. Es wird Ihnen dabei helfen, sich schläfrig zu fühlen, bevor Sie ins Bett gehen.

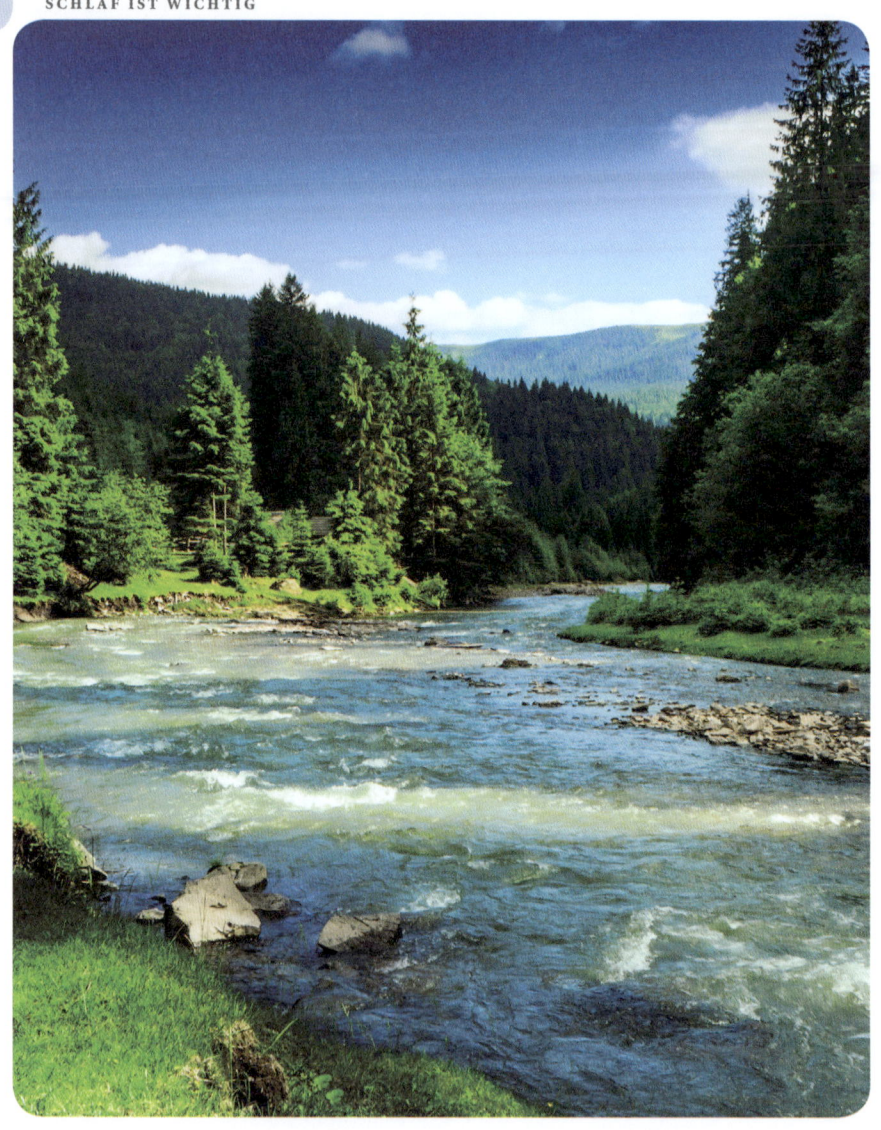

EIN FLUSS AN ENTSPANNUNG

Viele von uns sind dermaßen aufgekratzt tagsüber, dass sie gar nicht wissen, wie sie schaffen sollen, damit sich ihr Körper entspannt – obwohl ein Sinn für körperliche Entspannung sehr wichtig fürs Schlafen ist. Diese progressive Entspannungstechnik kommt aus der kognitiven Verhaltenstherapie. Sie funktioniert, indem der Körper erst angespannt und dann jede Muskelgruppe nach einander entspannt wird. Das zeigt uns, wie wir unseren Körper auf Entspannung einstellen können

1 Suchen Sie sich einen bequemen Stuhl, zum Platznehmen. Sie können sich auch hinlegen, aber die Wahrscheinlichkeit ist höher, dass Sie dann einschlafen. Ziel dieser Übung ist es, zu lernen, den Körper zu entspannen, während man wach ist.

2 Schließen Sie die Augen und atmen Sie ein paar Mal tief ein, bevor Sie anfangen. Konzentrieren Sie sich auf die Muskeln in Ihrer Hand. Atmen Sie und machen Sie zwei feste Fäuste. Halten Sie diese fünf Sekunden lang.

3 Lassen Sie beim Ausatmen los. Die Spannung soll aus Ihren Händen fließen, wie ein Fluss, der abwärts läuft. Atmen Sie weiter und konzentrieren Sie sich fünf Sekunden lang auf das Gefühl des Loslassens.

WANN AM BESTEN

Machen Sie diese Übung jeden Tag zehn Minuten lang vorm Zubettgehen und nach dem Aufwachen. Achten Sie darauf, wie ihr Stresslevel und aufgestaute Angespanntheit im Körper weniger werden. Wenn Sie diese Übung zur Gewohnheit machen, werden Sie besser schlafen und ohne körperliche Anzeichen von Besorgnis aufwachen.

4 Sie sind jetzt bereit, andere Muskelgruppen anzuspannen und zu entspannen. Beginnen Sie mit Ihren Zehen. Rollen Sie sie ein, während Sie fünf Sekunden lang einatmen, und entspannen Sie die Zehen beim Ausatmen. Stellen Sie sich vor, Wasser würde herausfließen, und nehmen Sie sich fünf Sekunden Zeit, um wahrzunehmen, wie sich das anfühlt.

WAS HILFT

Diese Übung kann helfen, mit Angst umzugehen. Versuchen Sie es aber zunächst, wenn Sie gelassen sind – es fällt einem so leichter, etwas zu lernen. Sobald es zur Gewohnheit geworden ist, können Sie darauf zurückgreifen, wann immer Sie sich angespannt oder besorgt fühlen.

5 Arbeiten Sie sich aufwärts durch den Körper. Spannen Sie jede Muskelgruppe für fünf Sekunden an, entspannen Sie danach fünf Sekunden und spüren Sie nach. Machen Sie das mit Ihren Unterschenkeln (strecken Sie Ihre Zehen nach oben, um Spannung in der Wade zu erzeugen), Oberschenkeln, Ihrem Gesäß, Ihren Bauchmuskeln, Ihrer Brust (atmen Sie tief ein, um die Muskeln anzuspannen), mit Armen, Schultern und Nacken (ziehen Sie die Schultern nach oben). Dann mit Ihrem Mund, Ihren Augen (machen Sie diese fest zu) und Ihrer Stirn (ziehen Sie die Augenbrauen nach oben).

6 Nehmen Sie sich kurz Zeit, um wahrzunehmen, wie entspannt sich Ihr Körper nach der Übung anfühlt.

7 Wenn Sie darin gut geübt sind, überlegen Sie, das Anspannen wegzulassen und sich nur mental darauf vorzubereiten, dass Ihre Muskeln entspannen.

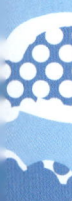

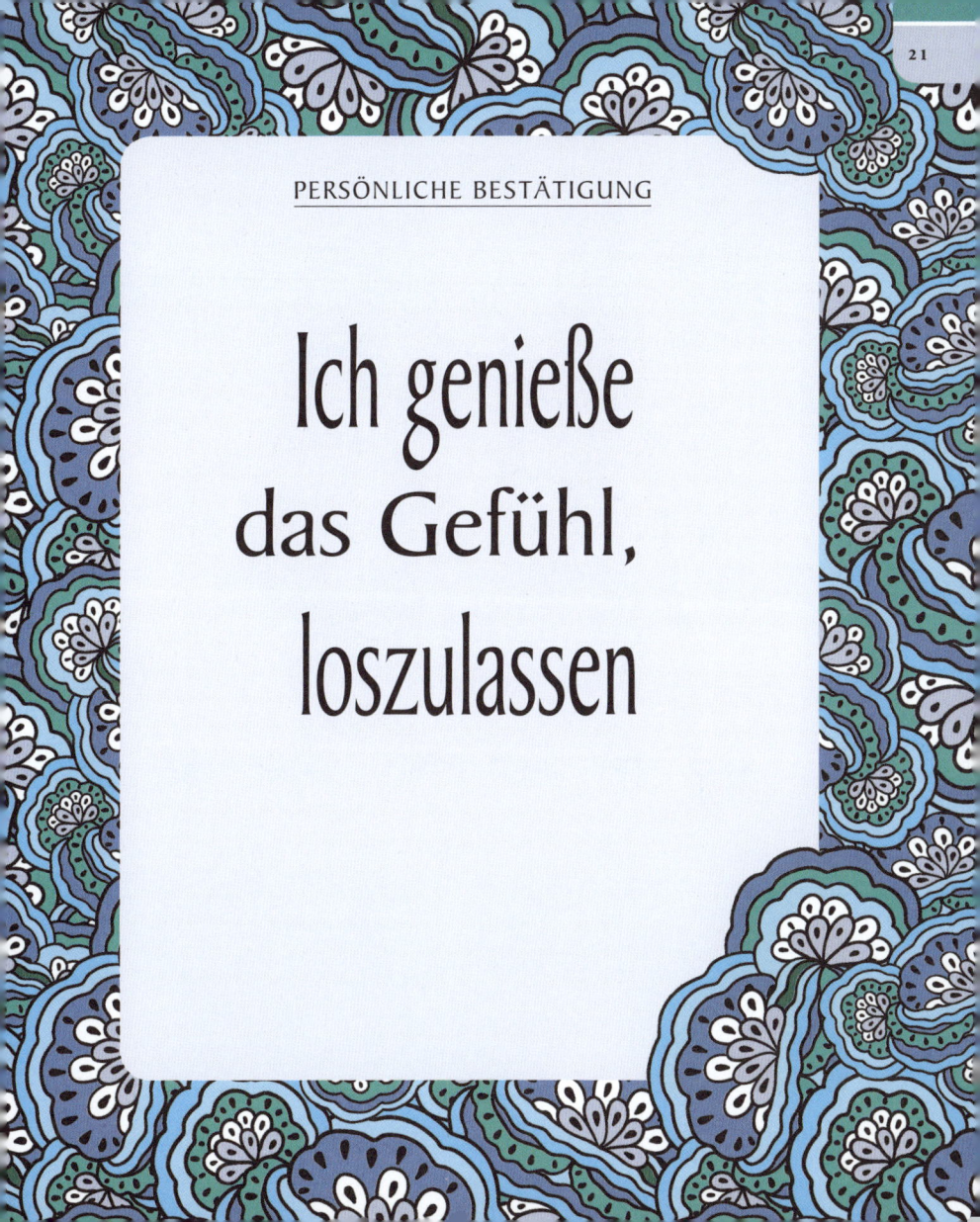

PERSÖNLICHE BESTÄTIGUNG

Ich genieße das Gefühl, loszulassen

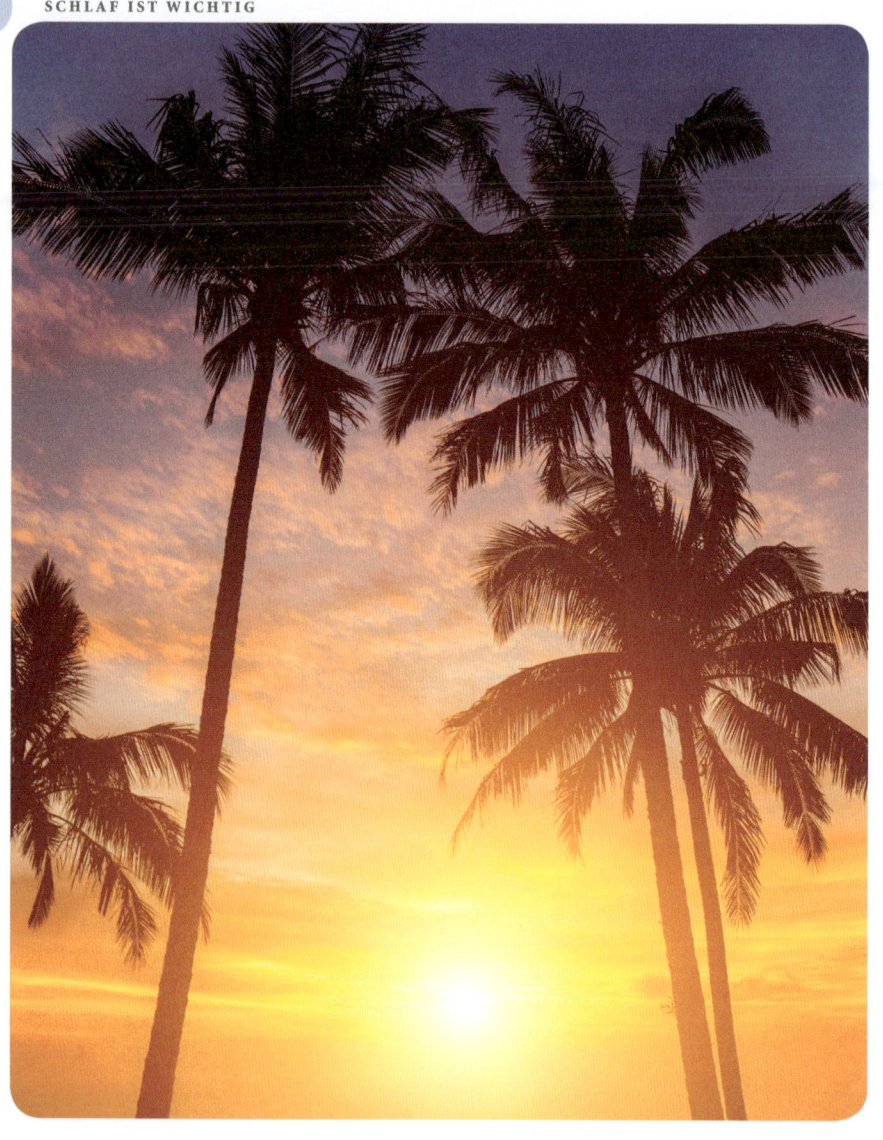

ZUFLUCHTSORT DES SCHLAFS

Laut Schlafwissenschaftlern kann Ihr Schlafzimmer ein Faktor sein, der Sie davon abhält, gut zu schlafen. Diese Übung soll Sie dazu anregen, ein Mittel aus dem emotionalen Gehirn-Training, den Zufluchtsort, für Ihr Schlafzimmer zu verwenden. Es sollte so einladend und erholsam sein wie ein Meeresstrand.

1 Gehen Sie in Ihr Schlafzimmer und betrachten Sie es, als wäre es das erste Mal, wenn Sie eine freie Minute finden.

2 Ist das Zimmer aufgeräumt? Falls nicht, ändern Sie das. Machen Sie das Bett, räumen Sie das Gewand in den Schrank und finden Sie einen Platz für alles, was nicht hierhergehört.

3 Ist es ein friedlicher Ort? Falls Sie Lärm von der Straße hören, überlegen Sie sich, was Sie dagegen tun können. Dicke Vorhänge reduzieren Lärm und Licht.

4 Ist es ein Ort zum Wohlfühlen? Wann haben Sie das letzte Mal Ihre Matratze ausgetauscht oder neue Kissen gekauft? Wechseln Sie sie, wenn sie abgenutzt sind.

5 Ist es ein erholsamer Ort? Gehen Sie sicher, dass kein Licht durchkommt, wenn die Vorhänge geschlossen oder die Rollläden geschlossen sind. In einem finsteren Zimmer schlafen Sie besser.

WANN AM BESTEN

Wählen Sie einen Tag in der Woche, um Ihren Zufluchtsort fürs Schlafen zu bewerten. Überlegen Sie, was Sie wegwerfen oder weggeben wollen und was Sie drinbehalten möchten. Achten Sie darauf, wie viel besser Sie schlafen und wie gut Sie sich fühlen, wenn Ihr Schlafzimmer die Ruhe ausstrahlt, die Sie verdienen.

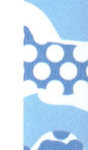

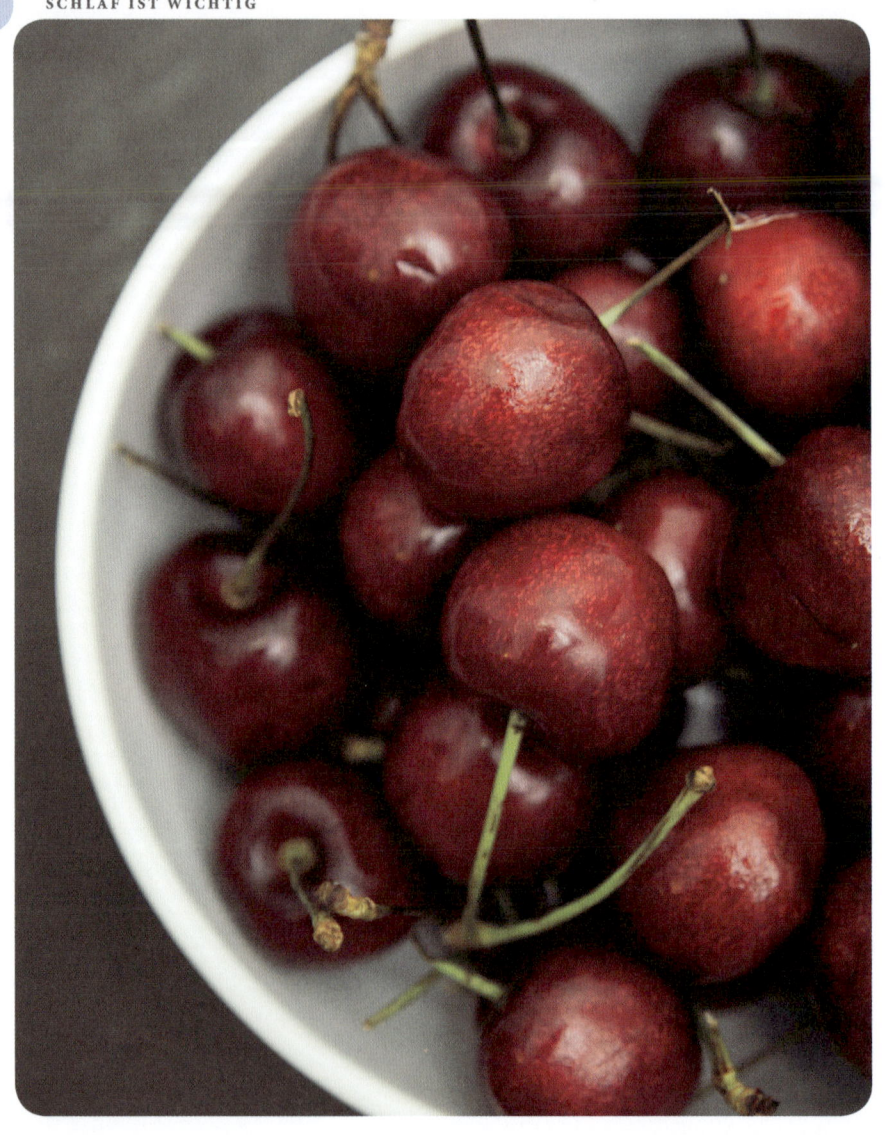

ESSEN VOR DEM SCHLAF

Am Abend zu viel zu essen ist einer der Hauptgründe für Schlaflosigkeit. Sie sollten sich vornehmen, mindestens drei Stunden, bevor Sie ins Bett gehen, zu Abend zu essen. Falls Sie vor dem Schlafengehen so hungrig sind, dass es Ihren Schlaf beeinflusst, wäre es gut, eine Kleinigkeit zu essen – etwas, das eine schlaffördernde Wirkung hat. Versuchen Sie es mit diesen Ideen.

1 Ein Glas warme Milch: Das hilft wirklich dabei, sich schläfrig zu fühlen, da es die Aminosäure Tryptophan enthält, die bei der Produktion des Schlafhormons Melatonin behilflich ist. Milch erinnert uns an die Zeit, als wir ein Baby waren, und ruft unterbewusst ein Gefühl der Entspannung und Behaglichkeit hervor.

2 Andere Nahrungsmittel, die Tryptophan beinhalten, sind Hafer, Bananen und Pute. Versuchen Sie es mit einem kleinen Puten-Sandwich oder mit Haferkeksen. Am Abend ein paar Kohlenhydrate zu sich zu nehmen, ist gut. Es hat sich gezeigt, dass sie dem Gehirn dabei helfen, auf Tryptophan zuzugreifen.

3 Nehmen Sie eine Handvoll Kirschen oder trinken Sie ein Glas Sauerkirschsaft – Kirschen enthalten viel Melatonin. Eine Studie fand heraus, dass das Trinken von Kirschsaft dabei half, den Schlaf der Teilnehmenden um 25 Minuten zu erhöhen.

WANN AM BESTEN

Wann immer es notwendig ist! Passen Sie auf, dass Sie nicht zu viel zu essen und zum Schlafen zu voll sind. Vermeiden Sie Stimulierendes, wie Alkohol und Koffein – Kaffee, Schwarztee und Schokolade. Es ist besser, vorm Schlafengehen nicht viel Flüssigkeit zu sich zu nehmen, um sich nächtliche Wege zur Toilette zu ersparen.

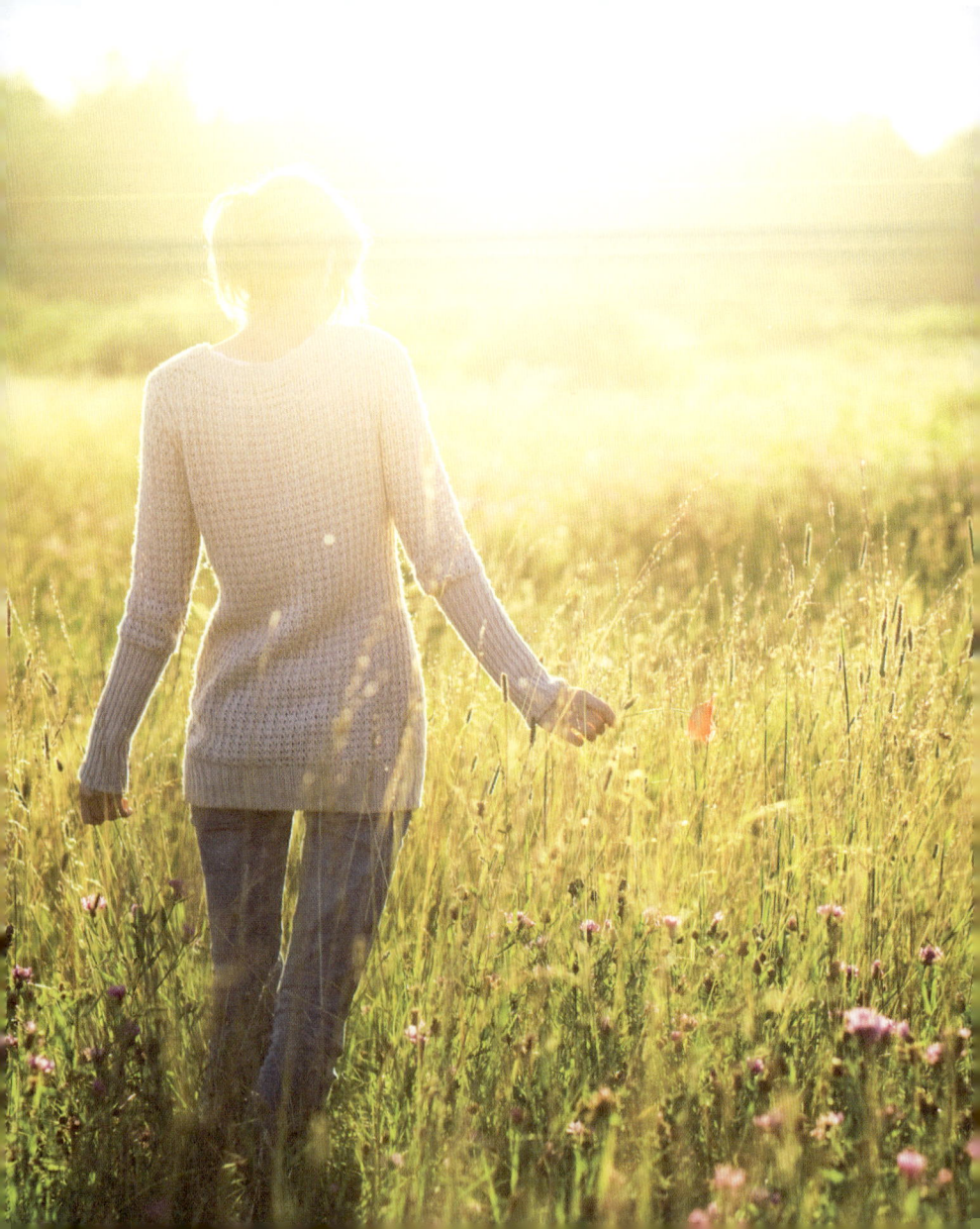

FIT FÜR DEN SCHLAF

Es ist bekannt, dass viel Sport zu machen den Schlaf fördert. Gehen Sie sicher, dass Sie auf Ihre empfohlenen 30 Minuten an Bewegung, fünf Tage die Woche, kommen. Sie können das auf kleinere Einheiten von zehn Minuten herunterbrechen, falls Sie damit besser zurechtkommen. Hier erfahren Sie, wie Sie aus Ihrer Fitnessroutine mehr Vorteile fürs Schlafen herausholen.

1 Machen Sie nur tagsüber exzessiv Sport. Wenn Sie sich in den letzten drei Stunden, bevor Sie schlafen gehen, zu viel körperlich betätigen, kann es Ihnen schwerfallen, einzuschlafen, da Ihr Körper keine Zeit zum Runterkommen hat. Probieren Sie am Abend meditative Übungen aus, wie zum Beispiel Yoga oder Tai Chi.

2 Denken Sie daran, jeden Tag spazieren zu gehen. Tagsüber ist Spazierengehen am besten, weil der Körper dadurch eine größere Menge an natürlichem Sonnenlicht aufnimmt.

3 Versuchen Sie, beim Spazierengehen aufmerksam und achtsam zu sein: Achten Sie darauf, wie sich Ihr Körper anfühlt und was um Sie herum geschieht. Machen Sie im Geist eine Liste von allen interessanten Dingen, Menschen oder Vorfällen, die Ihnen auf dem Weg begegnen. Das trainiert Ihr Gehirn sowie Ihren Körper und bringt Sie dazu, am Abend auszuruhen.

WANN AM BESTEN

Versuchen Sie, in Ihre tägliche Routine einen Spaziergang aufzunehmen. Können Sie, zumindest ein paar Mal in der Woche, zu Fuß in die Arbeit oder nach Hause gehen? Könnten Sie Ihre Kinder zu Fuß in die Schule bringen, anstatt mit dem Auto?

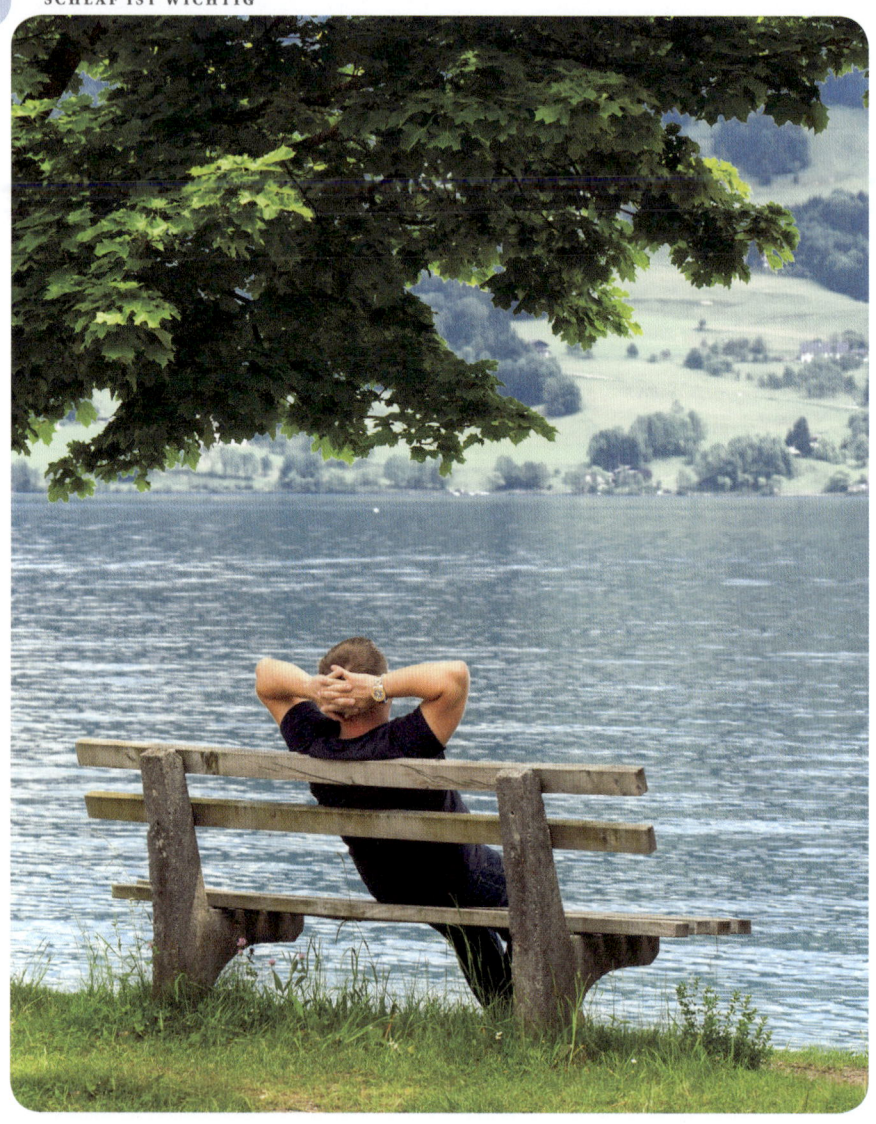

DIE ARBEIT HINTER SICH LASSEN

Diese Übung ist von der kognitiven Verhaltenstherapie inspiriert und rät Ihnen, vorhandene Gedanken an die Arbeit wie Mücken zu behandeln, die in Ihrem Ohr herumschwirren. Unsere Gedanken können unangenehm und nervig sein und uns daran hindern zu entspannen, genau wie Mücken. Hier sind drei Möglichkeiten, wie Sie sie aus dem Schlafzimmer raushalten.

1 Wenn Sie mit dem Auto nach Hause fahren, Machen Sie am Ende der Reise eine kleine Pause. Stellen Sie sich ihre Gedanken an die Arbeit als Mücken oder Käfer vor und beobachten Sie, wie sie ins Handschuhfach fliegen. Sperren Sie sie dort ein bis zum nächsten Tag.

2 Sollten Ihnen Ihre „Mücken" wirklich auf die Nerven gehen, nehmen Sie sich Zeit, um sich um sie zu kümmern. Begrenzen Sie die Zeit zum Beispiel auf eine halbe Stunde und lassen Sie danach alle Arbeitssorgen bis zum nächsten Tag ruhen.

3 Sollten Ihnen Ihre „Gedanken-Mücken" immer noch keine Ruhe lassen, bringen Sie sie woanders hin. Gehen Sie spazieren oder setzen Sie sich in den Park. Vielleicht haben Sie sie hinter sich gelassen, wenn Sie wieder nach Hause kommen.

WANN AM BESTEN

Machen Sie diese Übung jeden Tag, wenn Sie von der Arbeit nach Hause kommen. Mit der Zeit werden Sie lernen, dass das, was in der Arbeit passiert, auch in der Arbeit bleibt.

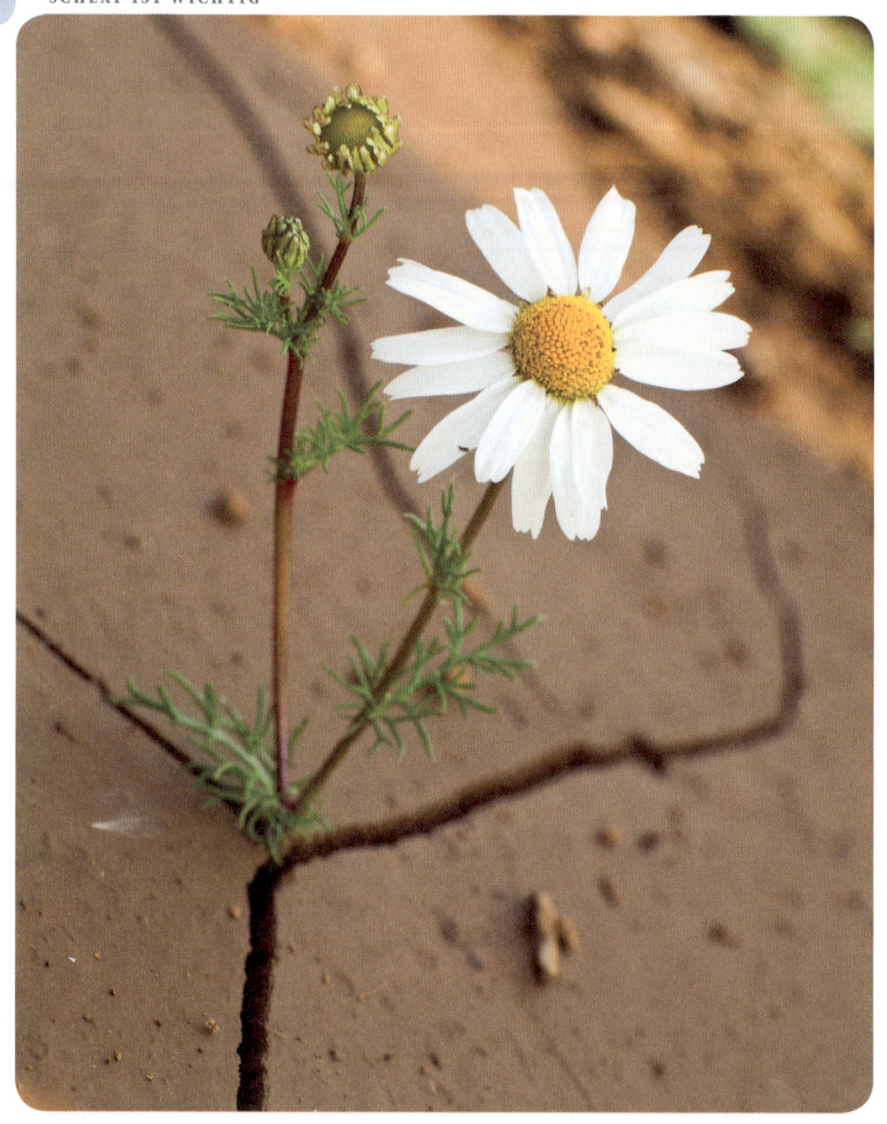

SICH BEDANKEN

Probieren Sie diese einfache Dankbarkeitsübung aus, wenn es Schlafenszeit wird, um sich an Dinge zu erinnern, die Sie wertschätzen. Studien haben gezeigt, dass es einen positiven Effekt auf die Qualität und Länge des Schlafs haben kann, wenn man aufschreibt, wofür man dankbar ist. Mit anderen Worten: Wenn Sie Dankbarkeit im Herzen tragen, schlafen Sie besser.

1 Nehmen Sie sich ein paar Minuten Zeit für sich und konzentrieren Sie sich auf die Übung. Sie benötigen einen Notizblock und einen Stift.

2 Atmen Sie ein paar Mal ein und aus und bleiben Sie ruhig. Wenn Sie bereit sind, schreiben Sie etwas auf, wofür Sie dankbar sind. Es kann etwas Schönes sein, das Ihnen heute aufgefallen ist – wie Blumen, die am Straßenrand wachsen –, oder etwas Flüchtiges, zum Beispiel, dass jemand freundlich zu Ihnen war. Es kann auch etwas sein, das großen Einfluss auf Ihr Leben hat, wie Ihre Gesundheit oder die Liebe und Unterstützung Ihrer Familie.

3 Sobald Sie drei Gründe notiert haben, warum Sie dankbar sind, nehmen Sie sich noch ein paar Minuten, um innezuhalten und durchzuatmen, bevor Sie mit Ihrer Abendroutine beginnen.

WANN AM BESTEN

Wenn Sie diese Übung jeden Abend machen, sollte das Ihr Wohlbefinden steigern und ihren Schlaf verbessern. Am Ende werden Sie ein faszinierendes Tagebuch voller Dankbarkeit haben.

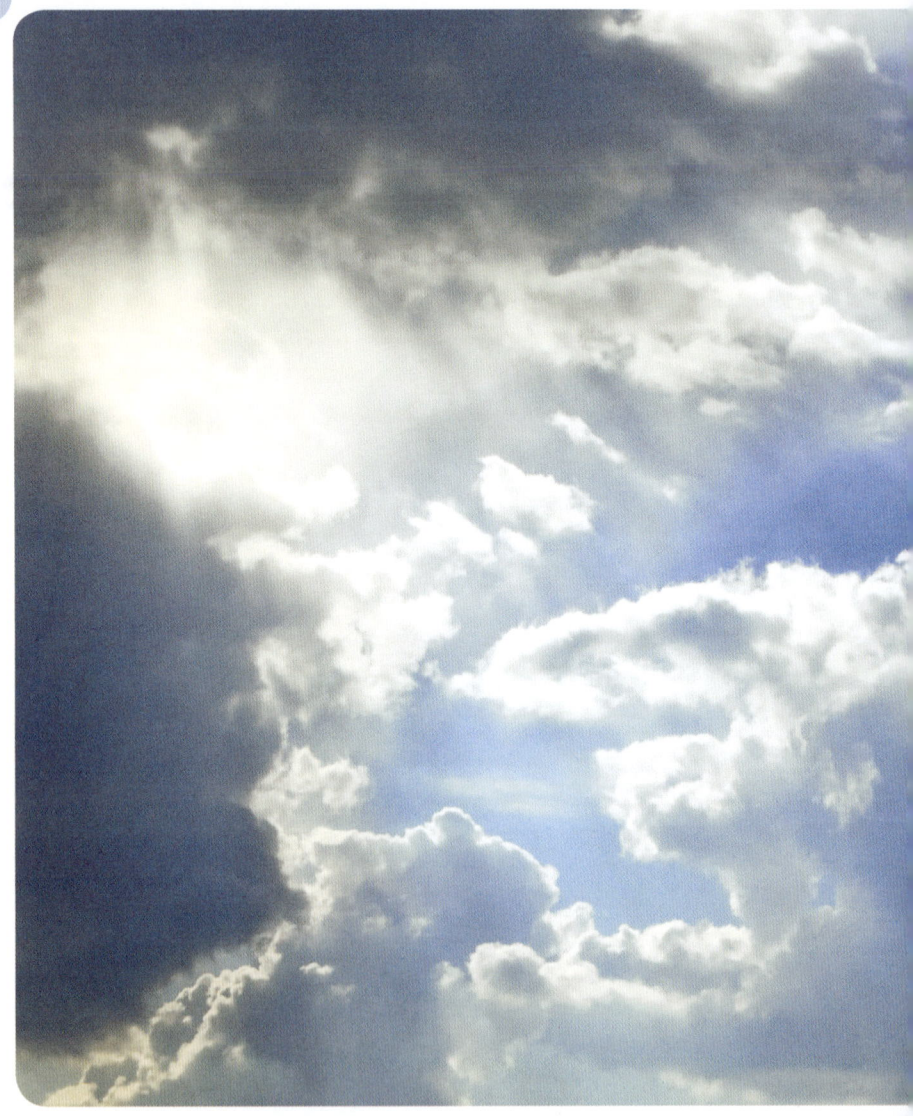

TOP-**FÜNF**-WEGE,
die beim Schlafen helfen

Genießen Sie Tage voller Aktivität und Tageslicht.

Achten Sie darauf, spätabends Ruhe zu haben.

Machen Sie Ihr Schlafzimmer zu einem erholsamen Ort.

Achten Sie darauf, dass Sie immer zur gleichen Zeit ins Bett gehen und aufstehen.

Vermeiden Sie Koffein oder andere belebende Substanzen am Abend.

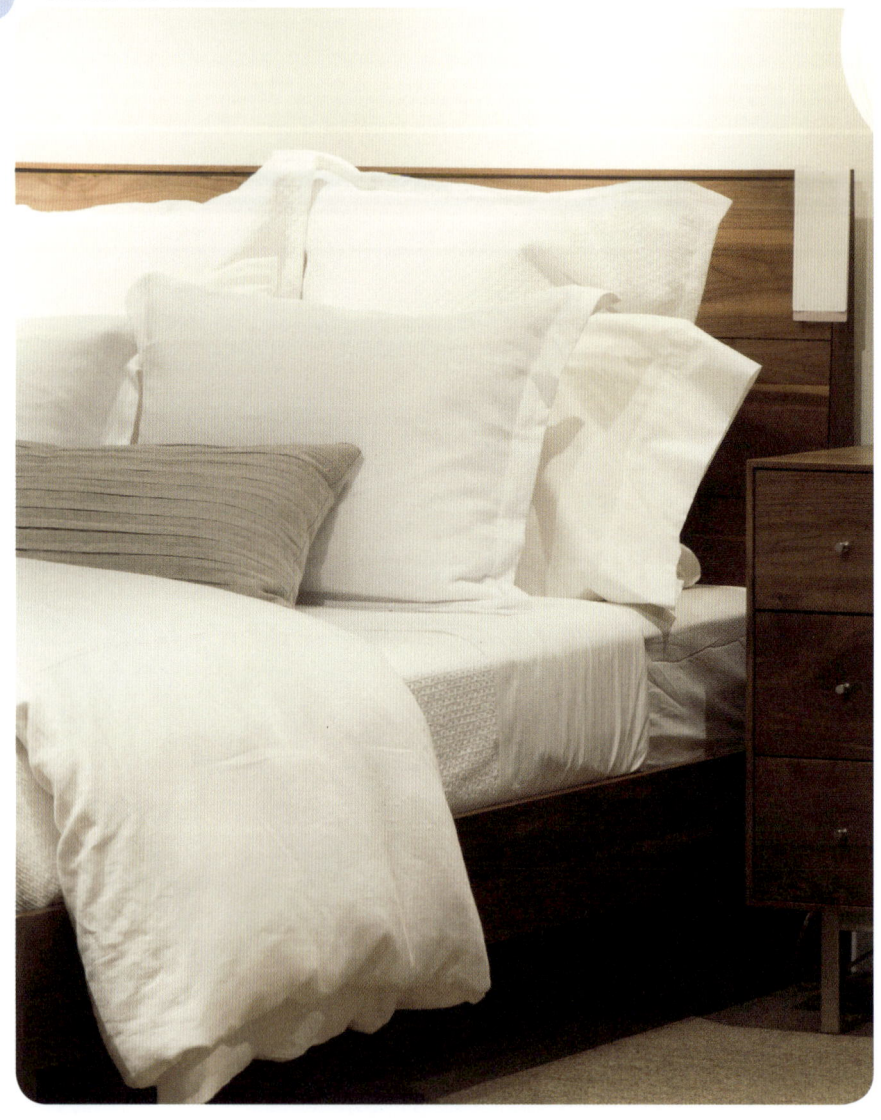

SAUBERE BETTWÄSCHE

Zweifelsohne ist ein Bett, das sich frisch und nicht zerwühlt anfühlt, schlaffördernder. Doch für viele Leute steht Bettenmachen ganz unten auf der Liste allmorgendlicher Besorgungen. Die kognitive Verhaltenstherapie lehrt uns, dass Menschen ihre Angewohnheiten eher ändern, wenn sie darin „bestärkt" werden, sich anders zu verhalten. Hier ist eine Liste, die Sie darin bestärken und Sie daran erinnern soll, am Beginn jedes Tages Ihr Bett zu machen.

1 Es zeigt, dass Ihre Schlafenszeit vorbei ist und Ihr Arbeitstag beginnt.

2 Es gibt Ihnen ein Gefühl von Abgeschlossenheit, wenn Sie Ihr Schlafzimmer verlassen.

3 Es bringt Sie in Stimmung, um tagsüber Dinge zu erledigen.

4 Es lädt zu ruhigerem Schlafen in der Nacht ein.

WANN AM BESTEN

Rufen Sie sich diese Vorzüge ins Gedächtnis und erinnern Sie sich selbst jeden Tag daran. Schon eine kleine Sache, wie zum Beispiel ein gemachtes Bett, kann große Veränderung in Ihr Leben bringen.

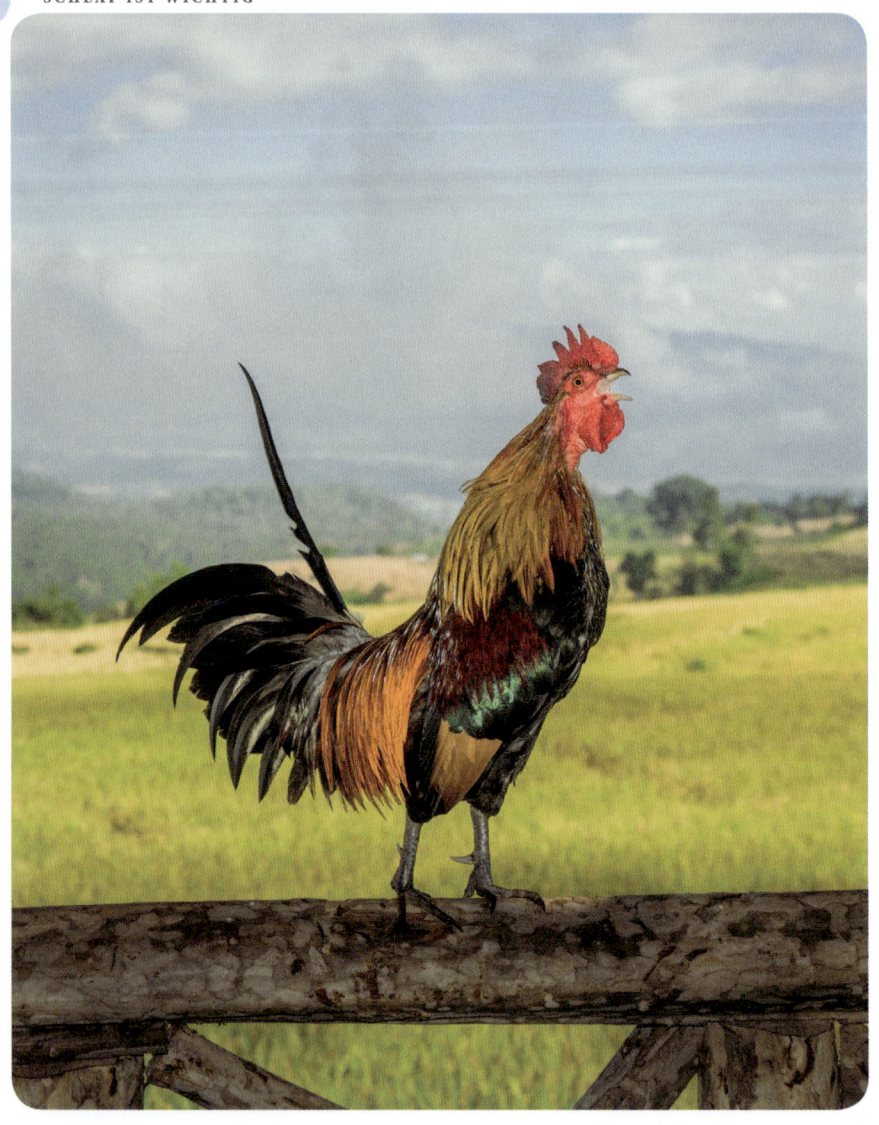

09 MIT DEM HAHN AUFSTEHEN

Wenn Sie am Wochenende im Bett bleiben, versuchen Sie es mit dieser Übung, um Ihre innere Uhr neu einzustellen. Laut Schlafexperten ist ein regulärer Schlaf- und Aufwach-Zyklus – sieben Tage die Woche um die gleiche Zeit schlafen zu gehen und aufzustehen – ausschlaggebend für gute Schlafhygiene. Eine Studie der American Psychological Association hat herausgefunden, dass Frühaufsteher glücklicher, gesünder und erfolgreicher sind als Langschläfer.

1 Fragen Sie sich, warum Sie früher aufstehen „sollten". Es kann helfen, einen erfreulichen Grund zu haben: eine kurze Yoga-Einheit, Mittagessen vorbereiten, anstatt es zu kaufen) oder sich zehn Minuten Zeit nehmen, um einem Freund einen Brief zu schreiben. Notieren Sie sich Ihre Begründung und legen Sie sie, als Erinnerung, neben Ihr Bett.

2 Stellen Sie sich Ihren Wecker 15 Minuten früher als heute. Verwenden Sie kein Gerät mit Schlummertaste und gehen Sie sicher, dass es sich außerhalb Ihrer Reichweite befindet, damit Sie es nicht ausschalten können, ohne aus dem Bett zu steigen.

3 Überlegen Sie sich weiterhin erfreuliche Gründe, um aufzustehen, und holen Sie das meiste heraus aus dieser Zeit. Stellen Sie den Wecker nach ein paar Tagen wieder 15 Minuten früher. Wiederholen Sie das so lange, bis Sie ihre gewünschte Aufwachzeit erreicht haben. Gewohnheiten ändern sich in kleinen Schritten.

WANN AM BESTEN

Machen Sie das jeden Tag 30 Tage lang. Sie werden tagsüber wacher sein und, auf ganz natürliche Weise, abends früher schlafen gehen wollen, wenn Sie immer wieder Belohnungen fürs Frühaufstehen erhalten. Gehen Sie auch immer zur gleichen Zeit ins Bett.

10 BERUHIGENDE FARBE

Wenn es Ihnen schwerfällt, abends runterzukommen, drehen Sie nicht einfach den Fernseher auf. Versuchen Sie es stattdessen mit einer Aktivität, bei der Ihr Geist zum Einsatz kommt, wie Ausmalen. Ausmalen hat eine natürlich entspannende Auswirkung auf Sie, weil Sie sich darauf konzentrieren müssen, was Sie tun. Es ist eine Art fokussierte Meditation auf Papier.

WANN AM BESTEN

Machen Sie Ausmalen zu einem Teil Ihrer Abendroutine. Eine halbe Stunde ausmalen kann ausreichen, um den Geist vor dem Schlafengehen zu beruhigen. Sie können das auch tagsüber machen, um Stress loszuwerden.

1 Finden Sie einen bequemen Platz, um sich hinzusetzen – am besten an den Tisch. Sie können aber auch auf dem Sofa ausmalen, wenn Sie ein Clipboard oder ein großes Buch als Unterlage nehmen.

2 Wählen Sie Ihr Werkzeug aus – Filzstifte, Gelstifte, Buntstifte. Wenn Sie direkt im Buch malen, legen Sie ein extra Blatt unter das Muster, damit sich die Farbe nicht durchdrückt.

3 Nehmen Sie sich Zeit. Ziel ist, die Übung zu genießen und nicht so schnell wie möglich fertig zu werden. Wählen Sie schöne Farben aus, die Ihnen gefallen. Lassen Sie sich von einem Sonnenblumenfeld unterhalb eines Regenbogens inspirieren.

Umblättern: Machen Sie die Mal-Übung auf der übernächsten Seite.

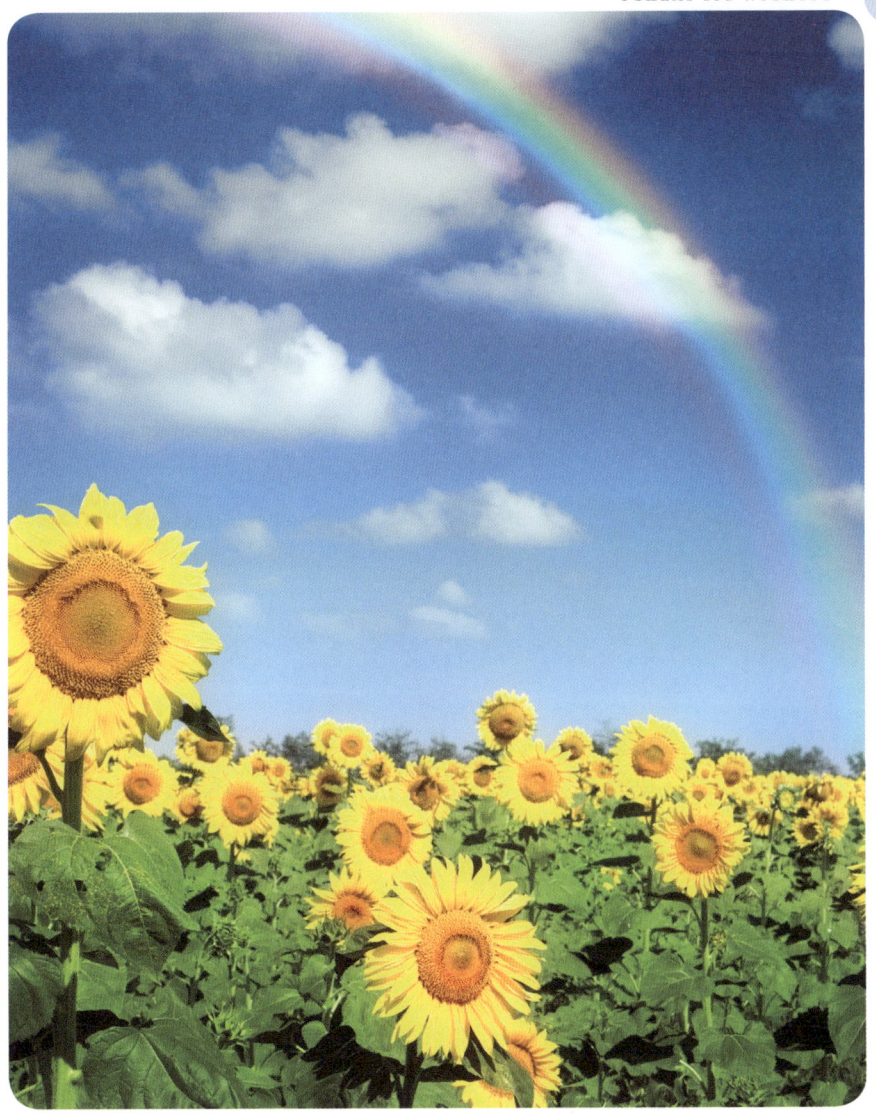

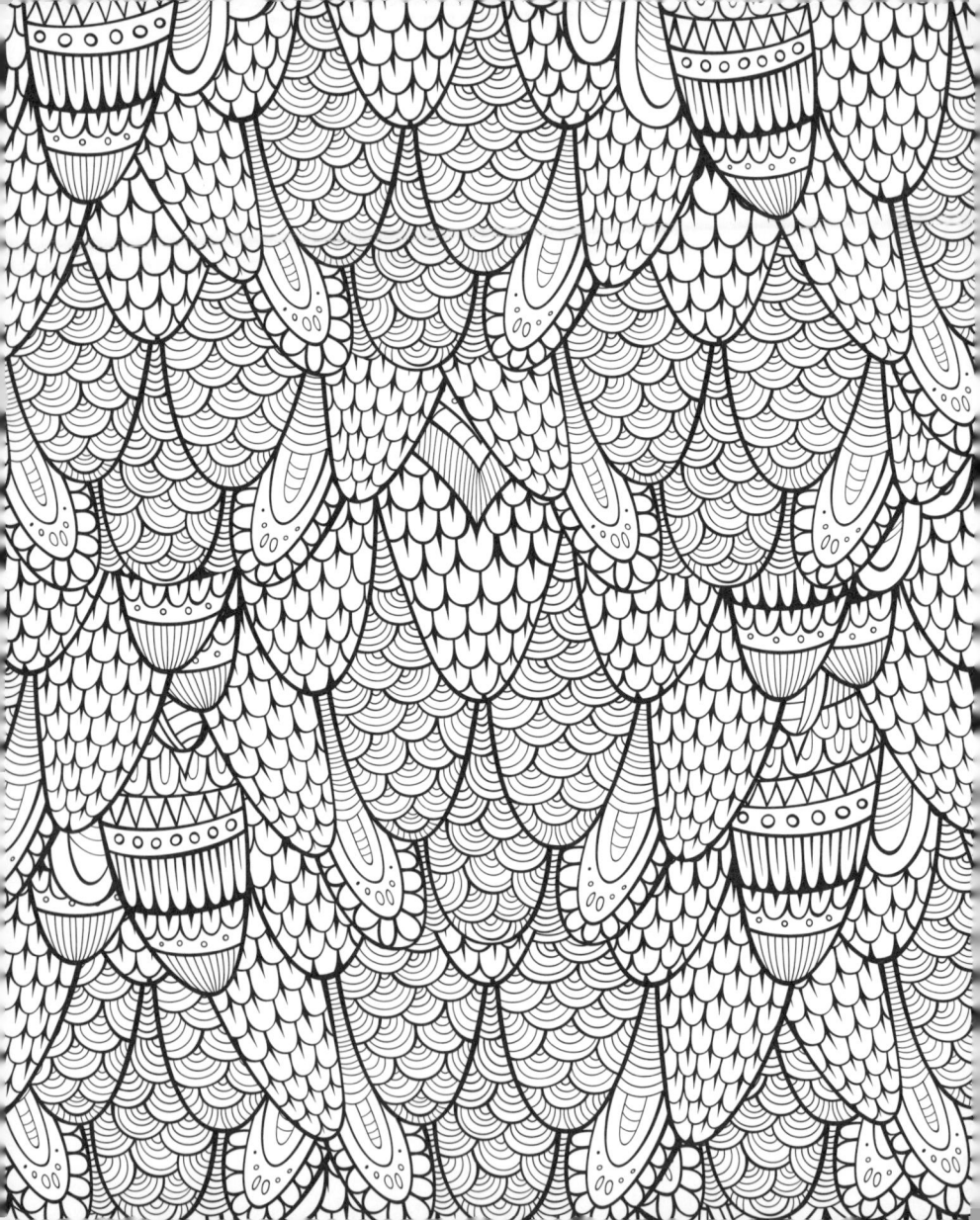

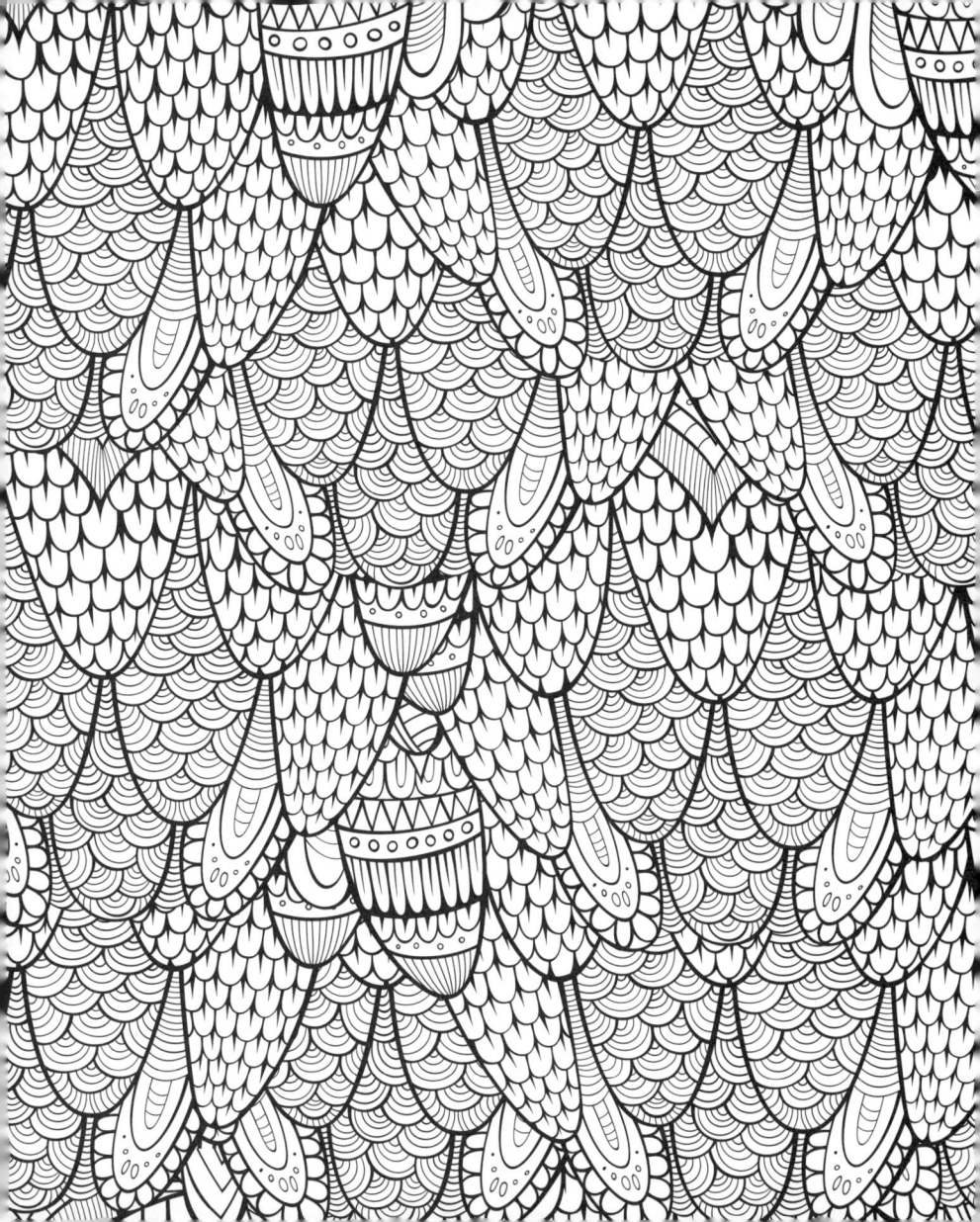

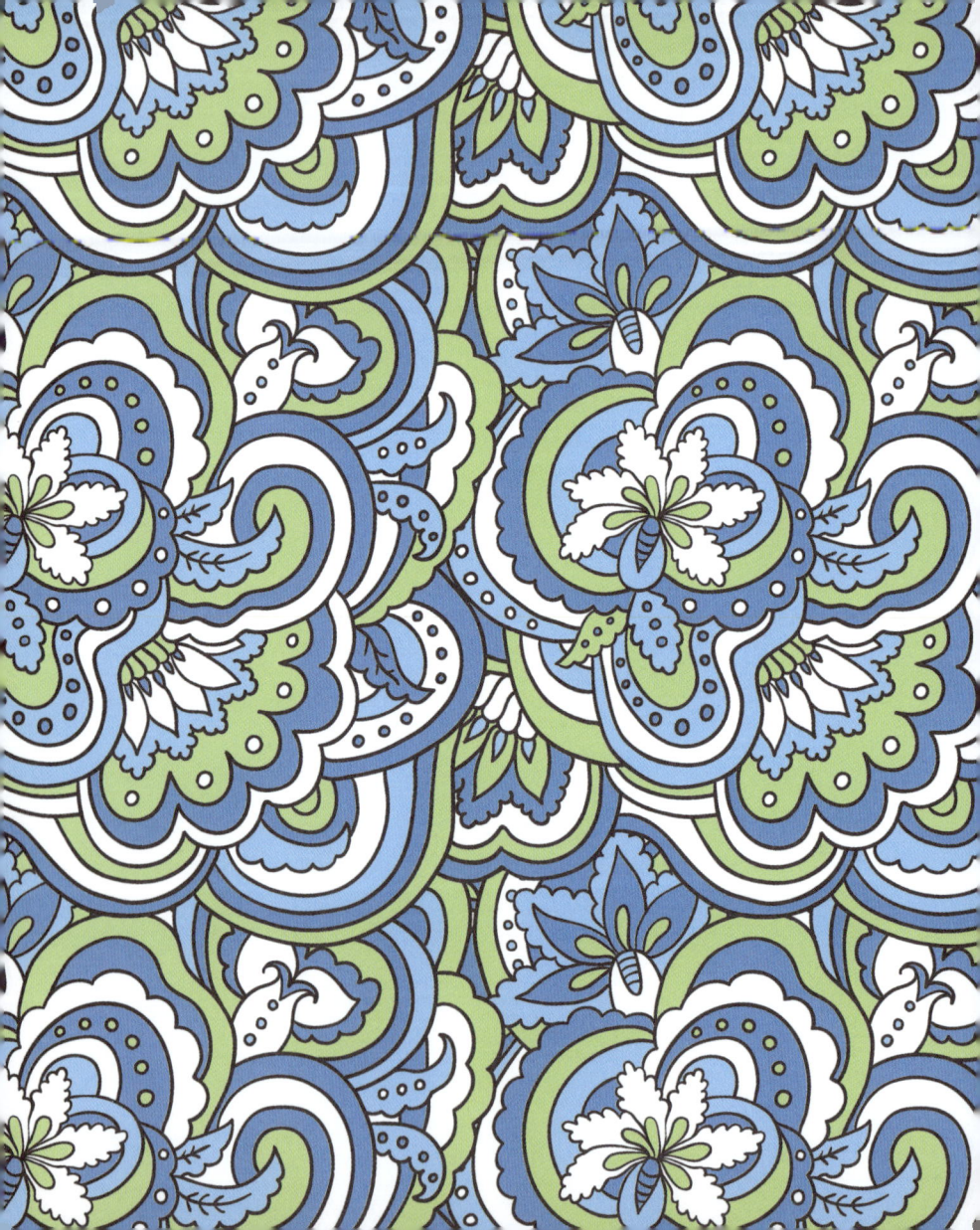

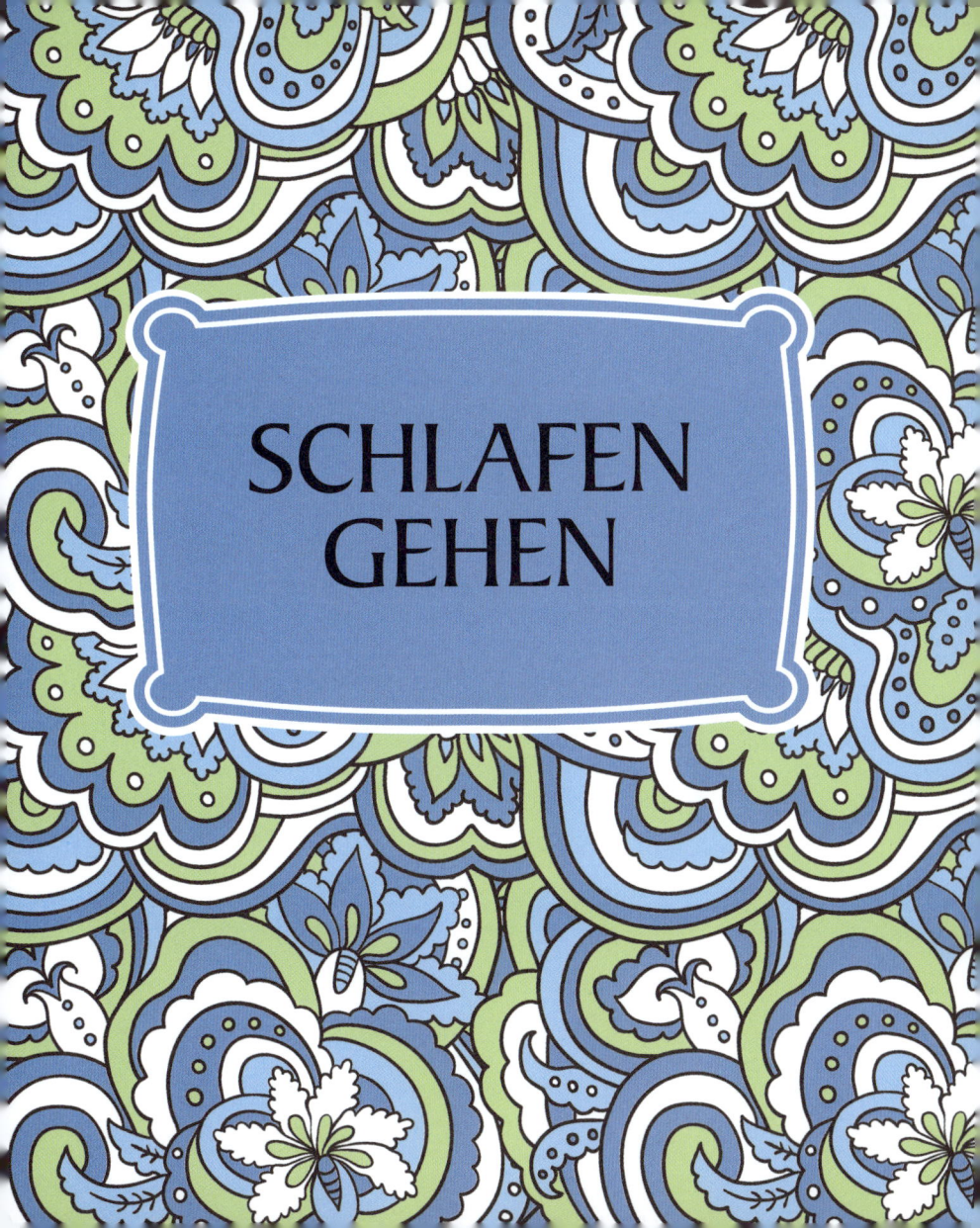

SCHLAFEN
GEHEN

Der Abend bildet den Übergang zum Schlafen – falls Sie also einen gestressten Abend haben, wird Ihre Erholung darunter leiden. Müde und bereit zum Schlafen zu sein, sind nicht ein und dasselbe. Sie können gleichzeitig müde und aufgedreht sein, eine schlechte Kombination. Deshalb ist es wichtig für eine gute Schlafhygiene, dass man eine Routine beim Zubettgehen hat. Indem Sie jeden Tag die gleichen Schritte befolgen, als würden Sie ein Ritual vollziehen, trainieren Sie Ihren Geist und Ihren Körper darauf, sich auf die kommende Nacht einzustellen, anstatt an den vergangenen Tag gebunden zu sein.

In einem ruhigen Gemütszustand ins Bett zu gehen, ist der beste Weg, sich selbst zu helfen, einzuschlafen. Es gibt einige Dinge, die Sie tun können, falls Sie feststellen, dass Sie immer noch in gewisser Weise aufgewühlt sind. Dieses Kapitel enthält zahlreiche Übungen und Vorschläge, die Ihnen dabei helfen sollten, die Sorgen des Tages loszulassen und sanft einzuschlafen.

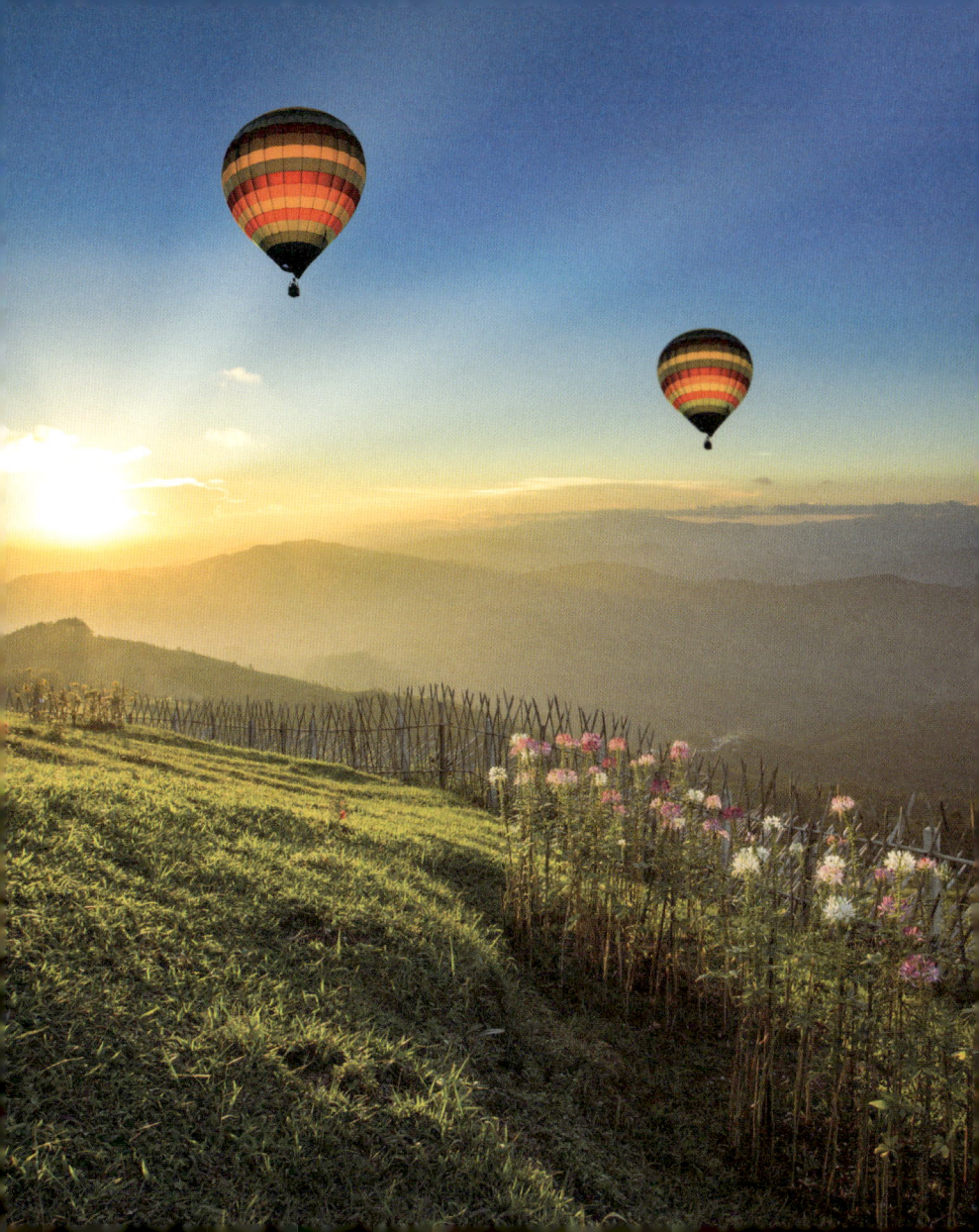

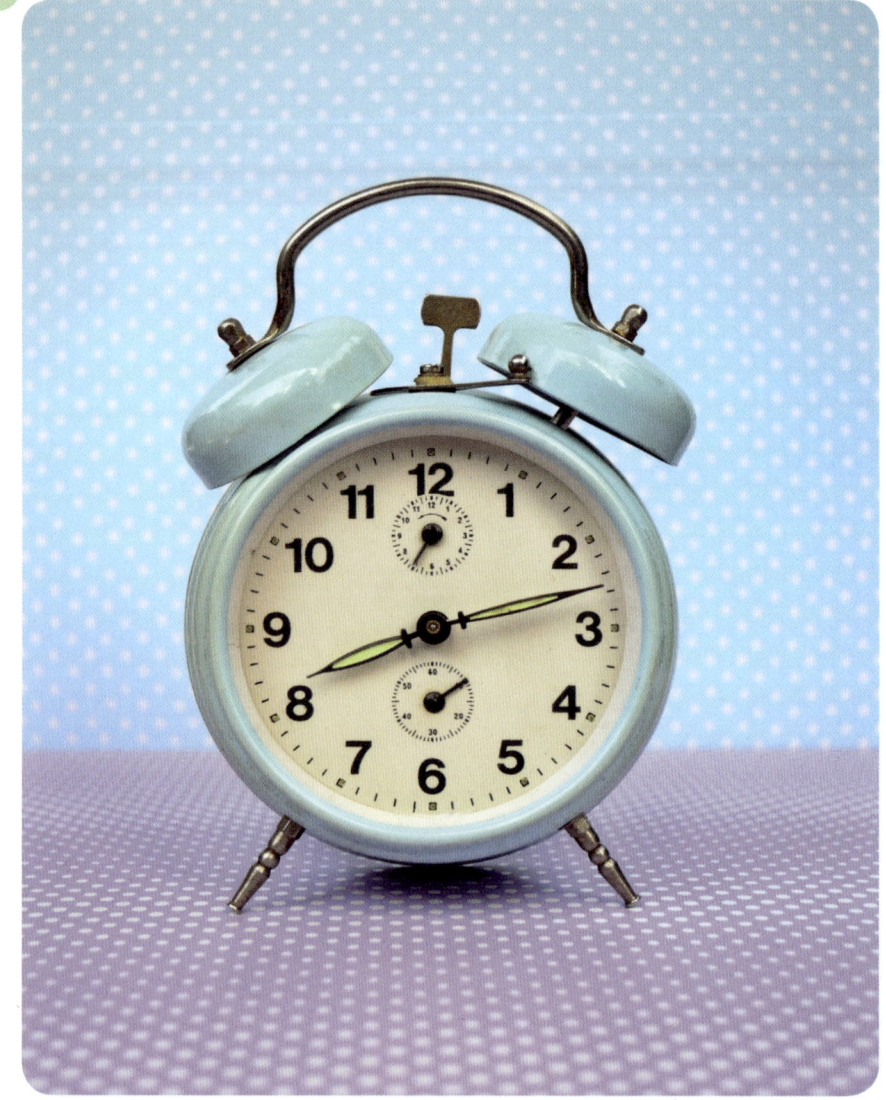

11 KLINGELN LASSEN

Wecker sind nicht nur für den Morgen da. Sie können auch daran erinnern, wann es Zeit ist, sich zu entspannen. Der Wecker dient bei dieser Achtsamkeitsübung dazu, uns daran zu erinnern, zurück ins Hier und Jetzt zu kommen und uns aufs Ausruhen vorzubereiten. Das ist praktisch für Leute, denen es schwerfällt, regelmäßig zu einer bestimmten Zeit ins Bett zu gehen.

1 Stellen Sie Ihren Wecker oder Ihr Handy so ein, dass eine Stunde vor Schlafenszeit ein Alarm klingelt. Falls Sie Ihr Handy benutzen, verwenden Sie nicht denselben Ton, den Sie für Anrufe oder Nachrichten haben. Wählen Sie einen angenehmen Ton, wie den einer Klangschale oder eines Musikstücks. Es gut, wenn dieser „Zeit, um ins Bett zu gehen" signalisiert.

2 Wenn Sie den Ton hören, sehen Sie es als Erinnerung daran, kurz innezuhalten und festzustellen, was sich in Ihrem Inneren abspielt. Sind Sie müde? Fühlen Sie sich gestresst, und wenn ja, wo sitzt der Stress? Ist Ihr Kopf immer noch voll mit Gedanken?

3 Schließen Sie die Augen und atmen Sie durch. Stellen Sie sich vor, dass Ihr Atem, die Teile des Körpers durchdringt, die unruhig oder angespannt sind. Langsam wird Ihr Körper lernen, dass es nun Zeit ist, den Abend zu einem Ende zu bringen.

WANN AM BESTEN

Integrieren sie dieses Signal in Ihre allabendliche Routine. Je öfter Sie das tun, desto einfacher wird es, die Arbeit und elektronische Geräte ruhen zu lassen und runterzukommen. Wie Sie sich beim Schlafengehen und am nächsten Tag fühlen, sollte sich verändern.

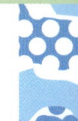

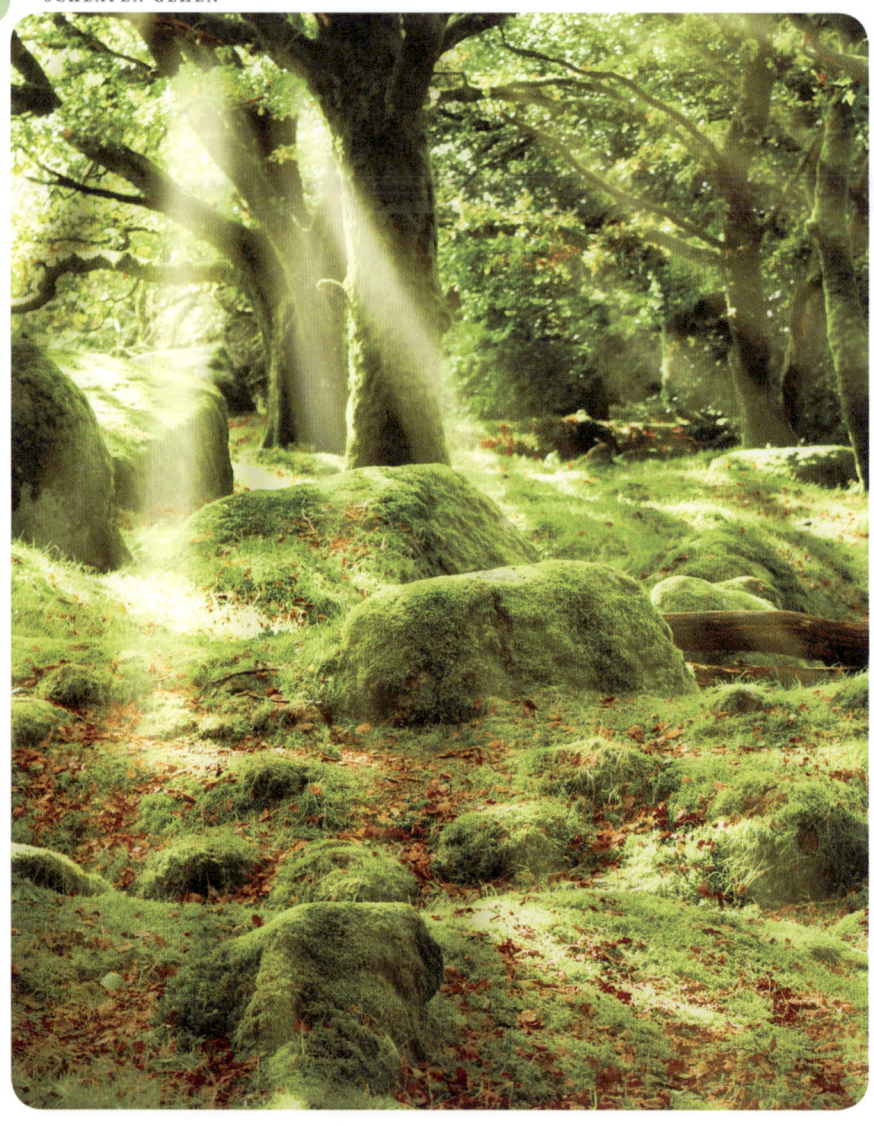

12   DER VERZAUBERTE WALD

Verstimmungen und Angst können Sie am Schlafen hindern. Im emotionalen Gehirn-Training wird versucht, ein Gefühl von Klarheit und Sicherheit im Geist herzustellen. Probieren Sie diese Visualisierung aus, die wie ein Szenario aus einem Märchen ist. Sie kann Ihnen helfen, von einem Zustand der Besorgtheit in einen Zustand der Ruhe zu kommen.

1 Setzen Sie sich auf einen bequemen Stuhl und schließen Sie die Augen. Stellen Sie sich vor, es ist Nacht und Sie befinden sich in einem verzauberten Wald. Sie befinden sich in tiefster Dunkelheit, haben aber keine Angst. Sie wählen einen Pfad zwischen den Bäumen, spüren den weichen Waldboden unter Ihren Füßen und atmen die kühle Luft ein.

2 Da Sie feststellen, dass Sie müde sind, suchen Sie einen Platz zum Ausruhen, aber die Bäume hier sind stämmiger und blockieren Ihren Weg. Sie wünschten, sie würden Ihnen Platz machen.

3 Wie von Zauberhand teilen sich die Bäume, um eine Waldlichtung freizugeben, Ihren Zufluchtsort. Wenn Sie von der Sonne geweckt werden, sind Sie zurück in Ihrer eigenen Welt und fühlen sich wach.

WANN AM BESTEN

Machen Sie diese Übung kurz bevor Sie zu Bett gehen, um Ihren Geist aufs Schlafen einzustellen.

WAS HILFT

Haben Sie einen Notizblock beim Bett, um alle wütenden und traurigen Gefühle und alle Schuldgefühle, die Sie wachhalten, aufzuschreiben.

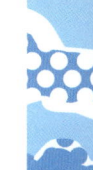

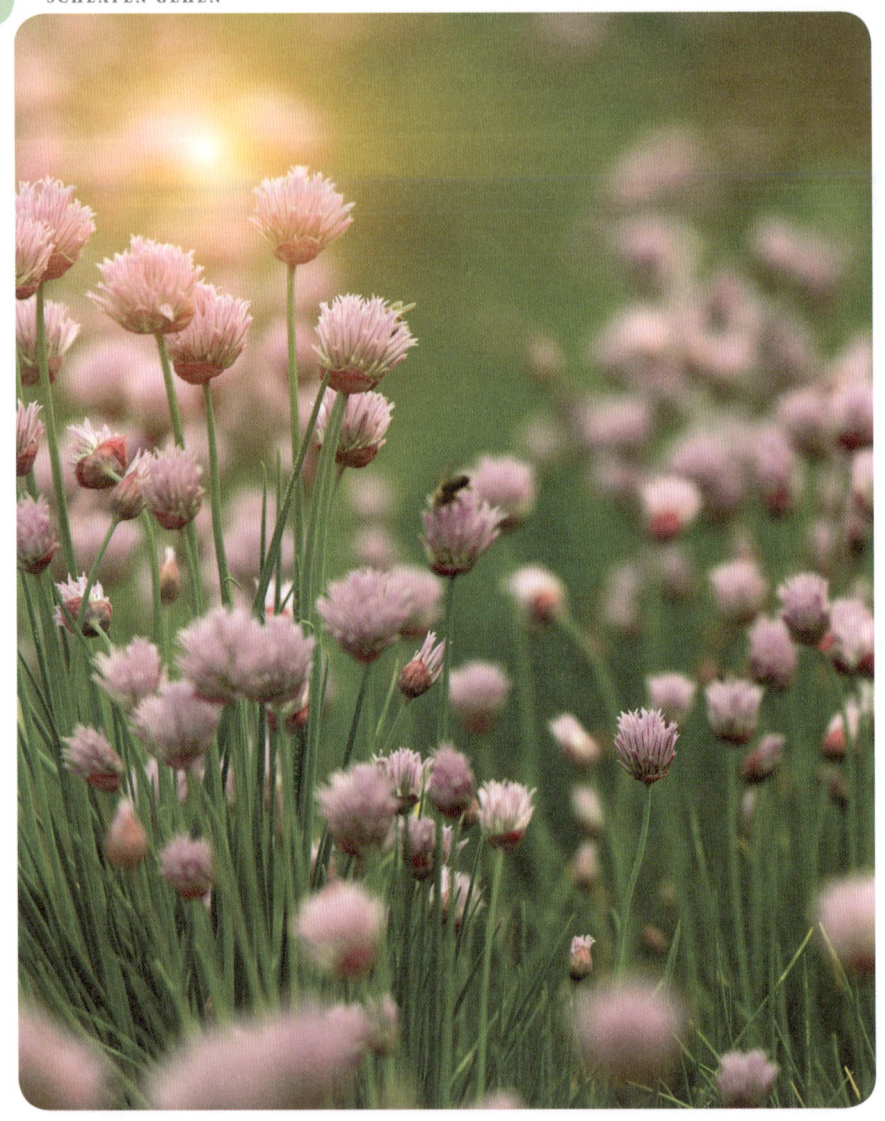

13 EIN KOPF VOLLER BIENEN

Unser Gehirn hört nie auf, zu arbeiten, aber manchmal kann das schiere Ausmaß an Gehirnaktivität unser Wohlbefinden und unseren Schlaf beeinflussen. Wenn es Ihnen schwerfällt, abzuschalten, benötigen Sie kreative Wege, die Ihr Gehirn dazu bringen, ruhiger zu werden. Versuchen Sie es mit dieser wunderbaren Visualisierung, die fleißige Bienen als Symbol für herumschwirrende Gedanken verwendet, die einen unruhigen Geist füllen.

1 Setzen Sie sich hin und schließen Sie die Augen. Atmen Sie tief ein und stellen sie sich vor, sie würden schweben. Stellen Sie sich jetzt vor, dass Sie sanft in ein Feld voller Wildblumen gleiten. Sie sehen die Bienen von Blüte zu Blüte hüpfen und Ihnen fällt auf, dass auch Ihre Gedanken manchmal auf die gleiche willkürliche Weise herumschwirren und herumtanzen.

2 Sie befinden sich nun unter den Bienen, die ihrer Arbeit nachgehen. Nahaufnahme: Auf einmal wirken ihre Aktivitäten hektisch, fast befremdlich.

3 Sie schweben zurück Richtung Himmel und lassen den Bienenschwarm hinter sich. Ihr Summen wird leiser, bis Sie es nicht mehr hören können, und innerhalb weniger Minuten sind Sie zu weit weg, um sie überhaupt noch zu sehen.

WANN AM BESTEN

Machen Sie diese Übung jede Nacht vor dem Schlafengehen, zumindest fünf Minuten lang. Durch diese Übung können sich Ihre Gedanken auf eine Art und Weise beruhigen, die schlaffördernd ist.

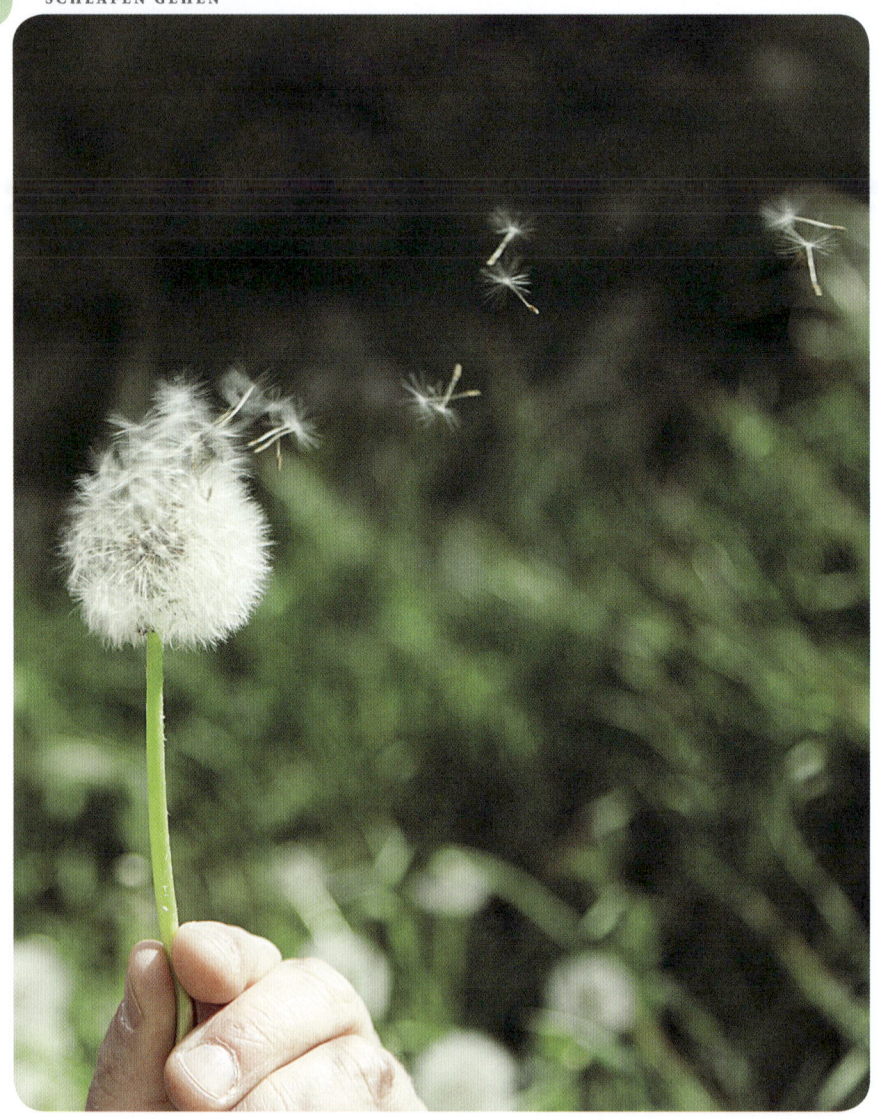

14 AUF RUHE EINGESTELLT

Man wird bald gestresst, wenn man nicht schlafen kann, und dieser Stress kann einen wiederum daran hindern, einzuschlafen. Das ist eine praktische, dreiteilige Technik, die Sie anwenden können, um raus aus Ihrem Kopf und zurück in Ihren Körper zu kommen. Die drei Teile sind atmen, spüren und fühlen. Die Übung verbindet das Nachspüren des emotionalen Gehirn-Trainings mit achtsamer Meditation. Wenn Sie das regelmäßig praktizieren, können Sie lernen, sich zu selbst beruhigen und einzuschlafen.

Atmen

1 Achten Sie auf Ihre Atmung, während Sie im Bett liegen. Atmen Sie ganz normal. Versuchen Sie, jedes Mal wenn Sie ausatmen, alle störenden Gedanken und Gefühle, die sich über den Tag angesammelt haben, loszulassen. Werden Sie sich mit jedem Atemzug mehr bewusst, was Ihr Körper tut.

2 Wenn Sie ausatmen, bemerken Sie vielleicht, dass sich Ihr Inneres leichter und ruhiger anfühlt und die heutigen Stressfaktoren weggewischt werden. Andere Gedanken versuchen möglicherweise, Ihre Aufmerksamkeit zu erheischen. Versuchen Sie, nicht darauf zu reagieren und konzentrieren Sie sich weiterhin dezidiert auf Ihre Atmung und den wachsenden Seelenfrieden.

WANN AM BESTEN

Machen Sie diese Übung, wenn Sie es nicht schaffen, in einen ausgeruhten Zustand zu kommen. Achten Sie darauf, wie sie Ihren Körper wieder aufs Schlafen vorbereitet.

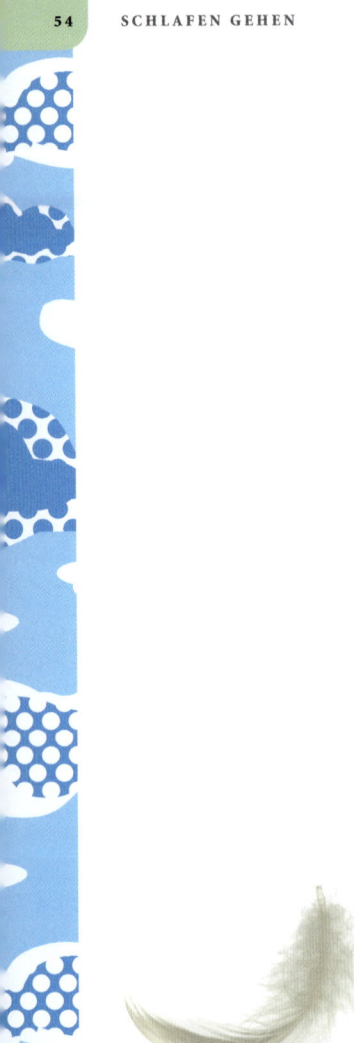

Spüren

3 Bringen Sie Ihre Aufmerksamkeit nun zu Ihrem Körper im Bett. Können Sie spüren, welche Körperteile tiefer in die Matratze einsinken? Konzentrieren Sie sich auf die Stellen, die den meisten Kontakt mit Decke und Polster haben. Lassen Sie Ihren ganzen Körper spüren, dass er von Wohlbefinden umgeben ist.

4 Lassen Sie sich langsam auf die Geräusche ein, die in der Luft liegen und die sie umgeben. Versuchen Sie still zu sein, während Sie vorsichtig den verschiedenen Geräuschen lauschen, die Sie hören können – ein Knarren, das leise Brummen des Verkehrs.

Fühlen

5 Beenden Sie diese Übung, indem Sie darauf achtgeben, wie sich Ihr Körper gerade fühlt. Ist er leichter oder schwerer als zu Beginn? Wie ruhig ist Ihr Körper jetzt? Fühlen Sie Ruhelosigkeit?

6 Versuchen Sie jetzt, die einzelnen Stellen zu identifizieren, die entweder entspannt oder angespannt sind. Durchleuchten Sie Ihren Körper weniger als eine Minute lang und stellen Sie jeweils fest, ob der Körperteil steif oder ohne Verspannung ist. Beginnen Sie bei der Kopfspitze und wandern Sie methodisch hinab zu Ihren Zehen. Scannen Sie Ihren Körper mehrmals durch, wenn Sie möchten. Ihr Gehirn kann möglicherweise nicht alles auf einmal verarbeiten.

PERSÖNLICHE BESTÄTIGUNG

Ich erlaube meinem
ganzen Körper,
von Wohlbefinden
umgeben
zu sein

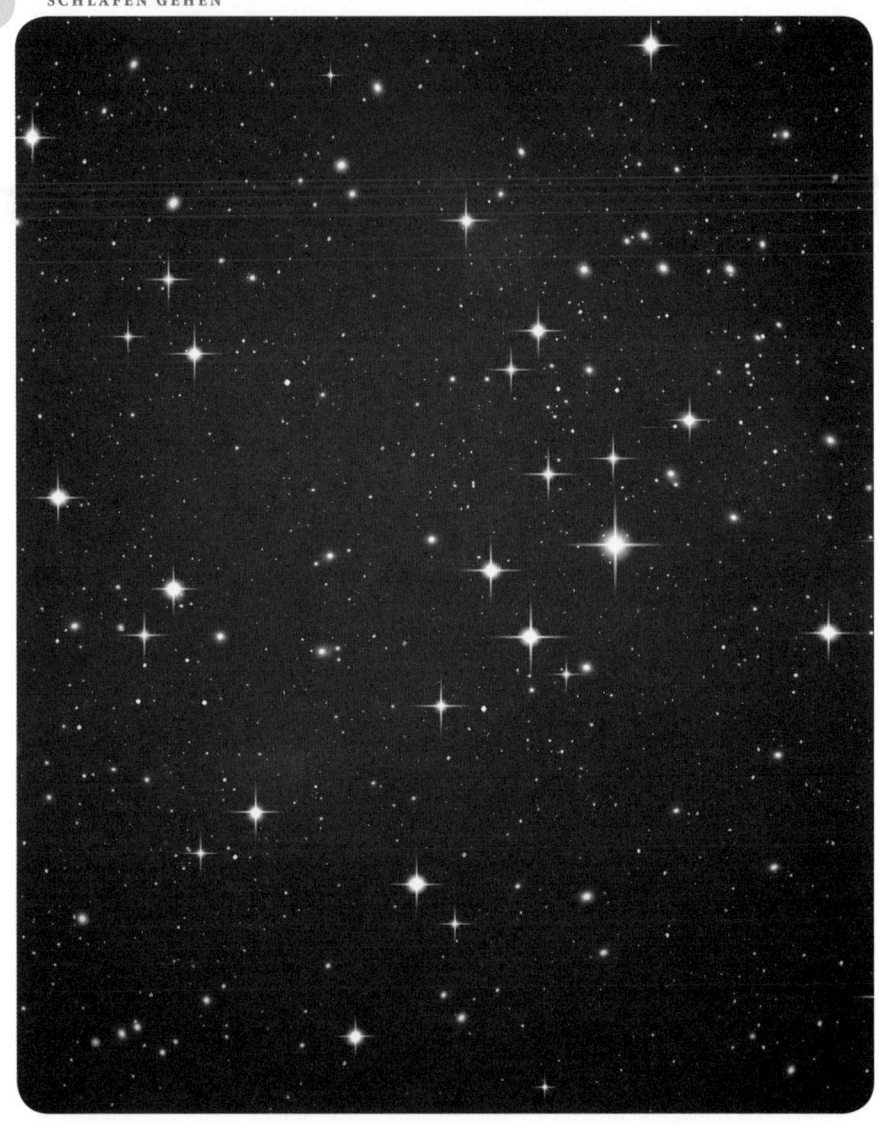

15 IN DEN HIMMEL SCHREIBEN

Hier haben wir eine Visualisierung die Sie verwenden können, um alle Verstimmungen, die während eines Tages auftreten, loszulassen. Gerüchte über sich selbst hören, sich mit einem Problem in der Arbeit abmühen oder Streit mit einem geliebten Menschen haben – all diese Dinge haben eine Nachwirkung, die unseren Schlaf beeinflussen kann. Die kognitive Verhaltenstherapie hat zum Ziel, unschöne Gedanken zu identifizieren und auszumustern, damit der Kopf frei genug ist, um Schlaf zu finden.

1 Schließen Sie die Augen, wenn Sie im Bett liegen. Stellen sie sich vor, dass Ihr Körper, mit jedem Atemzug, hinauf in den Nachthimmel steigt. Innerhalb von Minuten sind Sie von Sternen umgeben.

2 Sie bemerken, dass Sie einen weißen Stift in der Hand halten. Sie fangen an, die guten und schlechten Teile ihres Tages in den dunklen Himmel zu schreiben. Jedes Mal, wenn Sie über etwas Schlechtes schreiben, fallen die Wörter vom Himmel, wie Sternschnuppen. Die guten Sachen des Tages bleiben hingegen an ihrem Platz, wie neue Sternkonstellationen.

3 Wenn Sie nichts mehr aufzuschreiben haben, schweben Sie zurück in Ihr Bett. Sie werfen einen Blick auf das Sternenzelt und alle guten Gedanken sind noch da, in den Himmel geschrieben.

WANN AM BESTEN

Machen sie diese Meditation jeden Tag, wenn Sie ins Bett gehen. Sie werden lernen, mithilfe dieses Stifts eine neutralere Einstellung zu entwickeln. Vielleicht stellen Sie auch fest, dass Ihre Träume erfreulicher werden, nachdem Sie diese Übung gemacht haben.

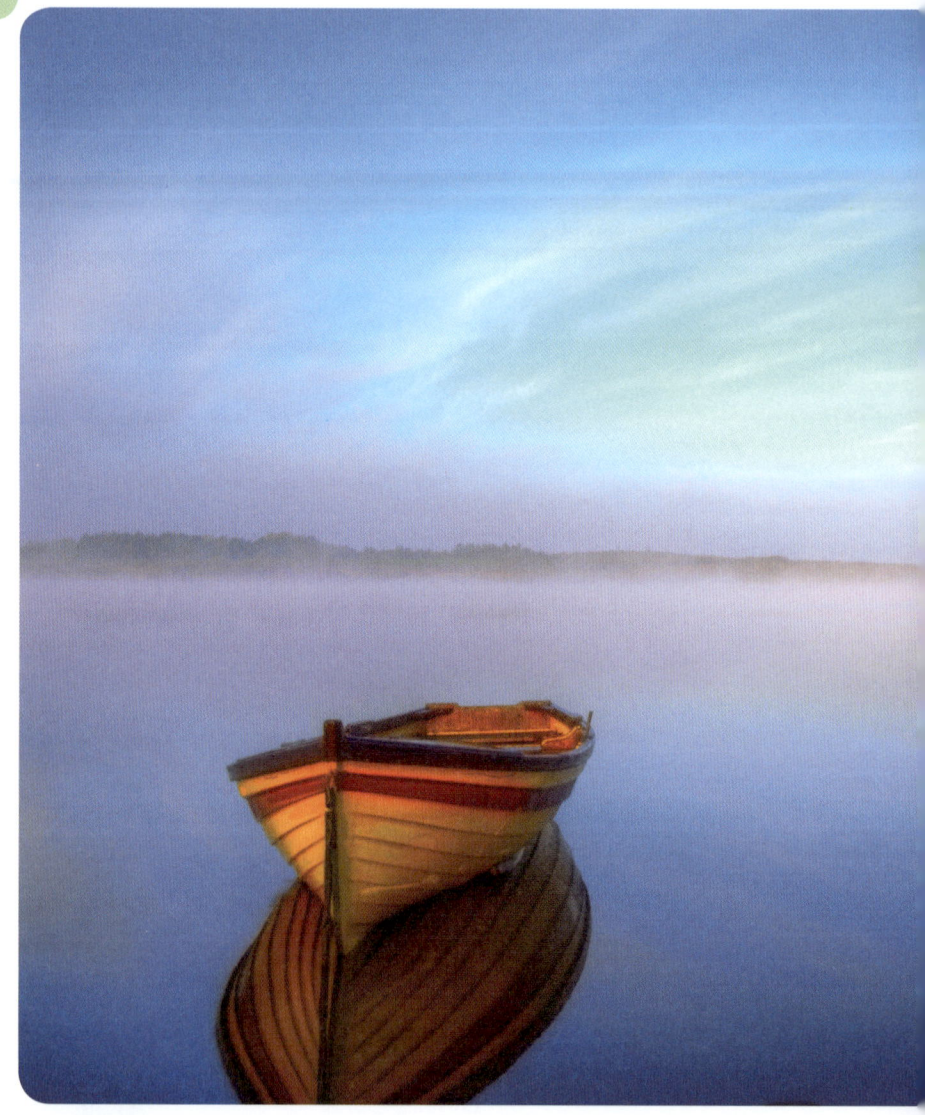

TOP-**FÜNF**-WEGE,
um einzuschlummern

Konzentrieren Sie sich auf das Geräusch Ihres Atems.

Schalten Sie elektronische Geräte aus.

Schreiben Sie eine To-do-Liste für den nächsten Tag und lassen Sie sie in einem anderen Zimmer.

Denken Sie an etwas Beruhigendes: Winddrachen, die herumfliegen, oder Wolken, die vorbeiziehen.

Machen Sie sich keine Vorwürfe, wenn Sie wachliegen; Ihre innere Stimme sollte freundlich bleiben.

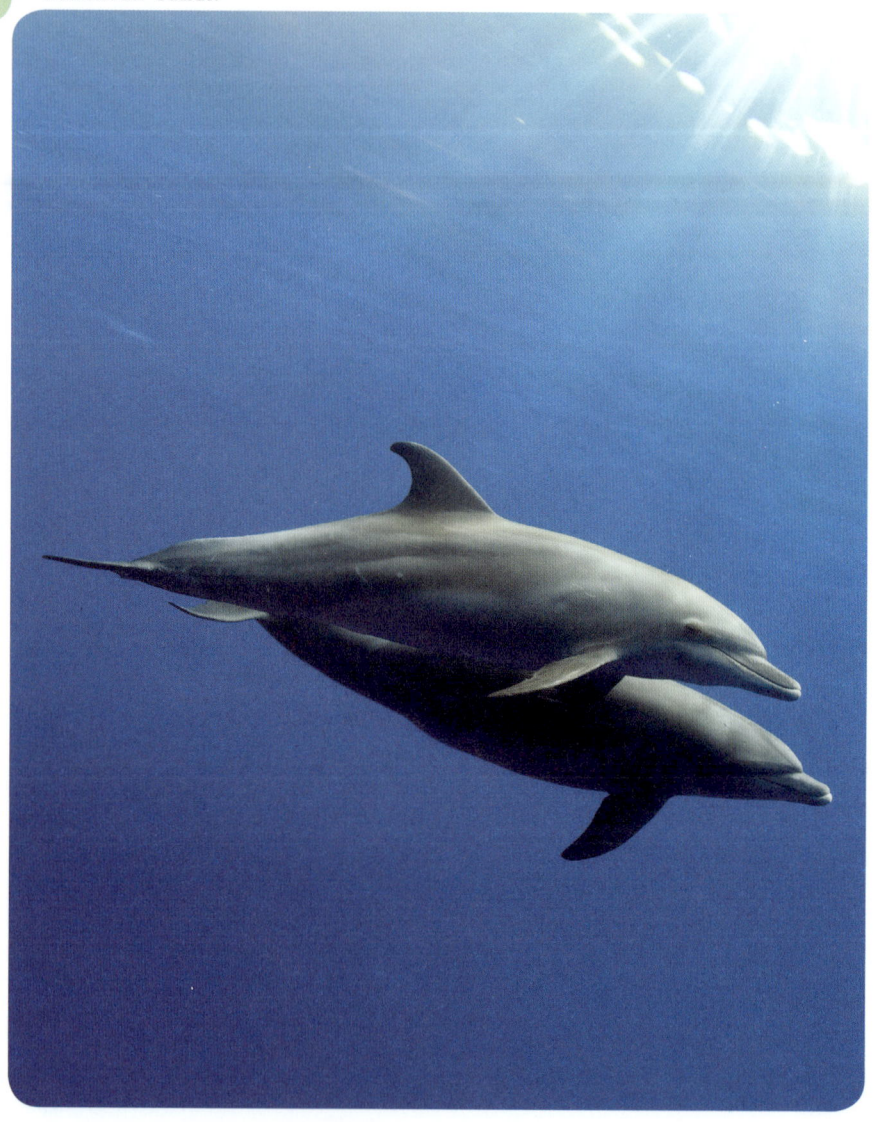

16 DELFIN-MANTRA

Ein Mantra ist eines der Werkzeuge, die in der Stressbewältigung durch Achtsamkeit genutzt werden. Es ist ein Wort oder ein Satz, den Sie sich selbst immer wieder ruhig vorsagen und der dabei hilft, Stille im Kopf zu verankern und einen meditativen Zustand herzustellen, der tiefen Schlaf fördert. Der Einsatz von Mantras kann für Leute nützlich sein, die Stunden mit Schlaflosigkeit zubringen oder sich Sorgen um den nächsten Tag machen.

1 Denken Sie an ein paar Wörter, die Sie mit Entspannung assoziieren. Beispiele dafür können Friede, Beruhigung, Gelassenheit und Stille sein. Vielleicht bevorzugen Sie auch etwas aus der Natur: Delfin, Wolke oder Schneeflocke.

2 Schließen Sie die Augen und fügen Sie ein paar Ihrer Wörter zusammen. Dieser zwei Wörter müssen zusammen keinen Sinn ergeben, es soll nur ansprechend klingen: Gelassenheitsschneeflocke oder Delfinfriede zum Beispiel.

3 Wiederholen Sie diese Wörter immer wieder in Ruhe für sich selbst. Atmen Sie jedes Mal ganz aus, wenn Sie das Wort sagen. Das wird Ihnen dabei helfen, es in Ihr Unterbewusstsein einzubetten.

WANN AM BESTEN

Machen Sie diese Meditation fünf Minuten bevor Sie zu Bett gehen. Ihre innere Stimme mit Worten der Entspannung zu kombinieren, kann Ihnen helfen, alle negativen Gedanken an den Schlaf loszulassen. Sie können diese Übung auch jederzeit tagsüber machen, wenn Sie Ruhe spüren wollen.

17   SICH IN DEN SCHLAF REDEN

Sehen sie diese Übung als eine Art Selbsthypnose, bei der Sie Ihren Körper sanft dazu bringen, sich so zu entspannen, dass Sie die Nacht durchschlafen. In der kognitiven Verhaltenstherapie ist man der Ansicht, dass man sich, je nachdem, wie man mit sich selbst spricht, besser oder schlechter fühlt. Es hat sich gezeigt, dass positive Selbstgespräche negative Gefühle verringern und ihre schädliche Auswirkung auf die Psyche umkehren. Kognitive Verhaltenstherapeuten haben herausgefunden, dass solche Selbstgespräche bei stressbedingter Schlaflosigkeit helfen können.

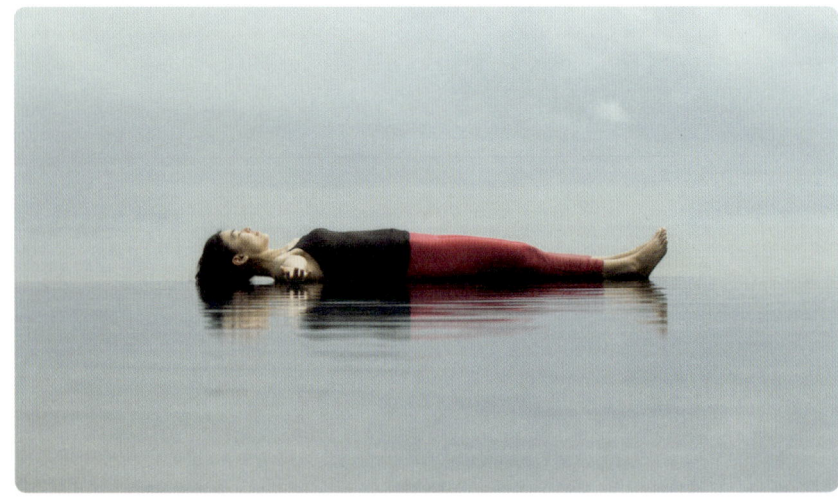

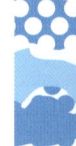

1 Legen Sie sich bequem auf den Rücken. Stellen Sie sich vor, dass Ihr Körper in einem Block Eis eingeschlossen ist. Die Kälte ist schlimm, aber Ihr Körper ist so angespannt, dass Sie sie kaum fühlen. Sie wissen, dass irgendwie Wärme entsteht, die das Eis rund um Sie schmilzt, wenn Sie sich entspannen.

2 Sagen Sie Ihrem Körper mit bestimmter, aber sanfter Stimme, dass er atmen und sich entspannen soll. Erlauben Sie Ihrem Kopf gleichzeitig, die Gedanken kommen und gehen zu lassen.

3 Sagen Sie jetzt jedem Körperteil nacheinander, dass er sich entspannen soll. Beginnen Sie bei Ihrem Kopf: Entspannen Sie Ihre Augenbrauen und lösen Sie die Anspannung in Ihrem Kinn. Währenddessen beginnt das Eis, das Ihren Körper gefangen hält, zu tauen und sein Griff löst sich.

4 Machen Sie das Gleiche mit Ihren Schultern, Armen, Fingern und Ihrer Brust, Ihren ganzen Körper hinunter. Bei jedem Abschnitt schmilzt das Eis durch die Wärme Ihres sich entspannenden Körpers. Wenn Sie bei Ihren Zehen angelangt sind, wird Ihr Stress weggeschmolzen sein.

WANN AM BESTEN

Machen Sie diese Übung zehn Minuten lang, wenn Sie ins Bett gehen. Am Rücken zu liegen hilft der Lunge zu entspannen und fördert tiefere Atmung im Zwerchfell. Achten Sie darauf, wie Ihre sanfte Stimme Ihren Körper einschläfern und in einen Zustand der Entspannung bringen kann.

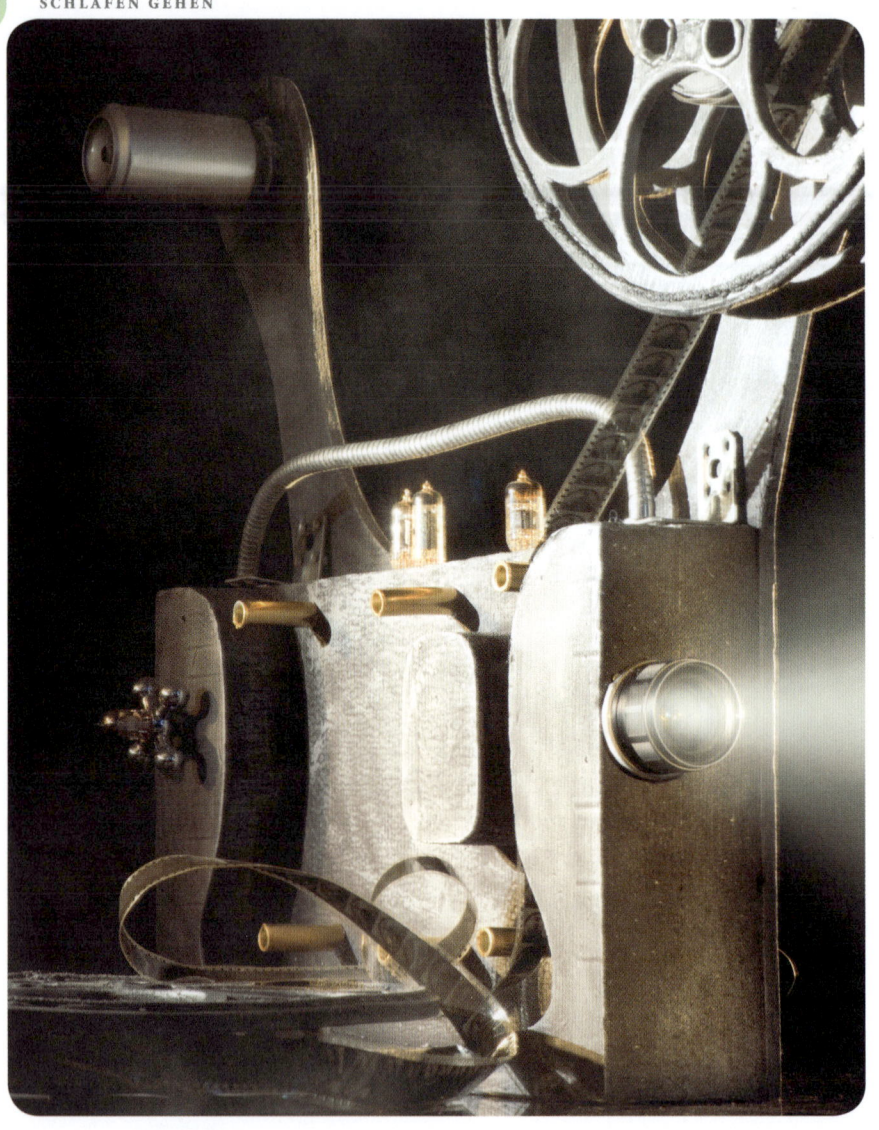

18 RÜCKSCHAU

Wenn wir den Stress des Tages nicht aus unserem Körper bekommen, wird sich unser Körper nicht genug entspannen können, um einzuschlafen. Diese Achtsamkeits-basierte Technik kann helfen. Sie gestattet Ihnen, Ihren Tag nochmals auf methodische Art und Weise zu betrachten, und hilft Ihnen, vergangene Erlebnisse und Erfahrungen ruhen zu lasen. Dadurch kommen Sie zu einer schlaffreundlicheren Einstellung.

Erinnern

1 Fangen Sie an, Ihren Tag Stunde für Stunde Revue passieren zu lassen, wenn Sie im Bett liegen. Ihr Gehirn hat alles, was passiert ist, gespeichert, versuchen Sie also, sich an jeden Austausch und jede Interaktion zu erinnern. Sehen Sie sich selbst als Filmemacher, der sich die täglichen Aufnahmen ansieht: Sie gehen aufmerksam jede Einstellung und Szene durch. Falls Sie von Gedanken unterbrochen werden, konzentrieren Sie sich in aller Ruhe wieder darauf, sich an die Geschehnisse des Tages zu erinnern und sie noch einmal abzuspielen.

2 Wenn Sie fertig sind, gehen Sie erneut an den Anfang zurück und schauen Sie sich Ihren „Film" noch mal an, diesmal im Schnelldurchlauf. Wenn Sie zum zweiten Mal am Ende angelangt sind, drehen Sie den Film ab.

WANN AM BESTEN

Das ist eine gute Übung, wenn Sie die Übung von Seite 53 zwar entspannt, aber nicht zum Einschlafen gebracht hat. Sie kann passend sein, wenn Sie von der Arbeit nach Hause kommen.

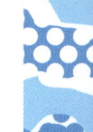

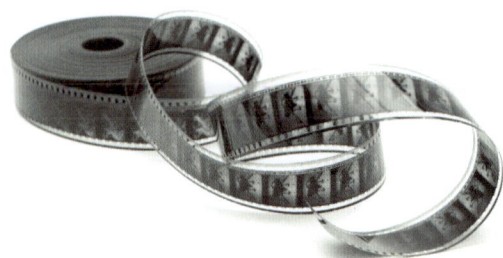

Ausruhen

3 Bringen Sie Ihre Aufmerksamkeit jetzt wieder darauf zurück, wie sich Ihr Körper im Bett anfühlt. Bringen Sie Ihre Gedanken zu Ihrem Körper zurück, wann immer sie abschweifen. Können Sie spüren, welchen Körperteil Sie entspannen sollten? Durchleuchten Sie Ihren Körper von Kopf bis Fuß, um zu sehen, wo noch Verspannungen sind.

4 Konzentrieren Sie sich danach auf Ihre Kopfspitze und schalten Sie sie über Nacht aus, um auszuruhen. Fahren Sie mit der Übung fort, bis zu Ihren Zehenspitzen.

Erholen

5 Beenden Sie diese Übung, indem Sie Ihrer Aufmerksamkeit freien Lauf lassen. Genießen Sie die Wertschätzung, die Ihr Körper gerade erfährt. Jedes Glied, jeder Muskel und jede Sehne ist dankbar, dass sie durch Sie von Nachtarbeit befreit wurden. Achten Sie darauf, wie jeder Teil, mit ein paar reinigenden Atemzügen, sanft in den Schlaf gleitet.

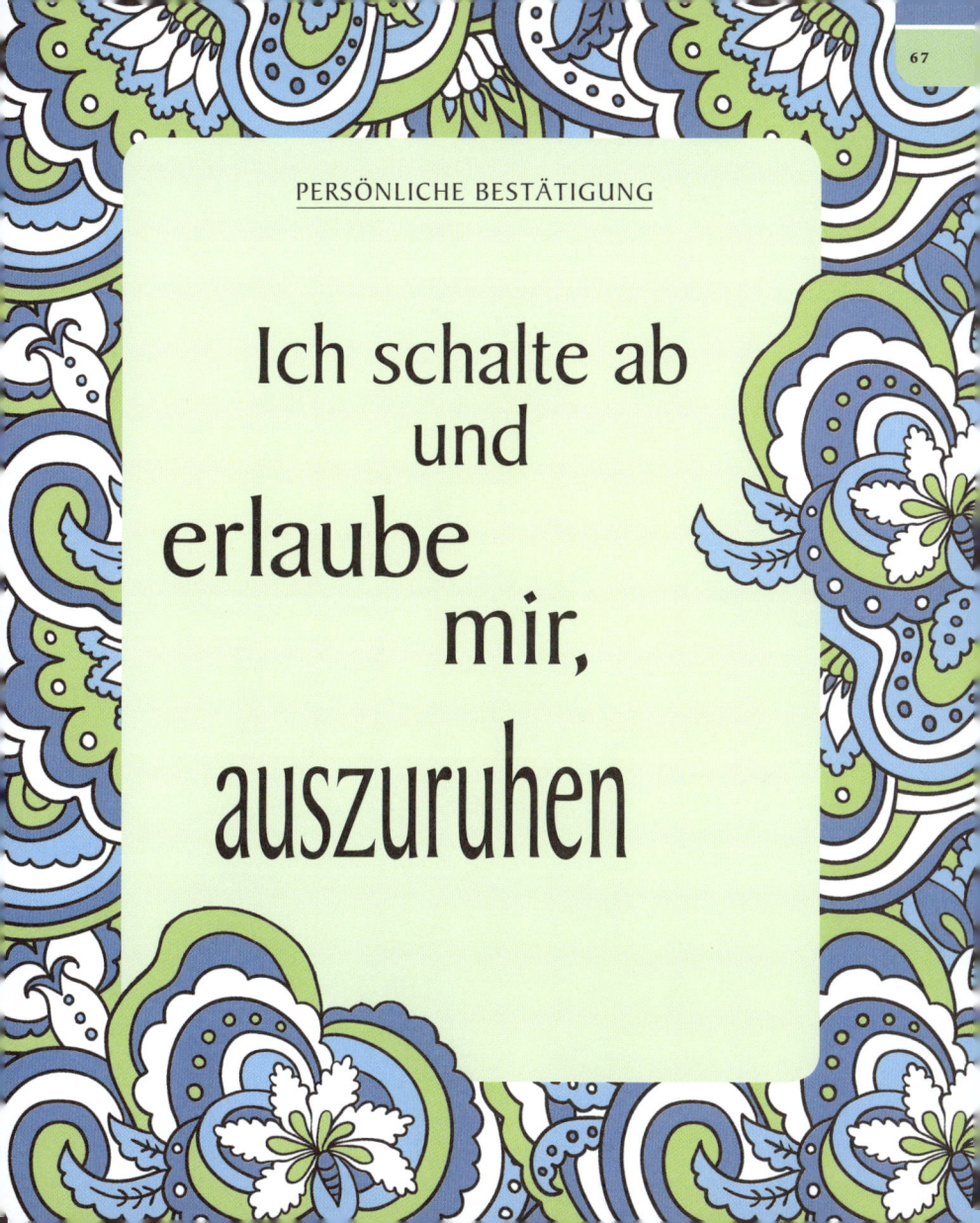

PERSÖNLICHE BESTÄTIGUNG

Ich schalte ab und erlaube mir, auszuruhen

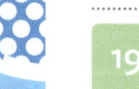

19 DEN GEIST BERUHIGEN

Falls Sie nicht einschlafen können, wenn Sie eine der Übungen dieses Kapitels machen, liegen Sie nicht stundenlang herum. Kognitive Verhaltenstherapeuten sagen, dass es besser ist aufzustehen und in ein anderes Zimmer zu gehen, wenn man nicht schlafen kann, damit Sie Ihr Schlafzimmer nicht mit Schlaflosigkeit assoziieren. Versuchen sie es mit diesen drei Techniken, um Ihren Geist in den Schlafmodus zurückzuführen.

WANN AM BESTEN

Versuchen Sie es mit diesen Ideen, wenn Sie Probleme mit dem Einschlafen haben. Liegen Sie nicht wach und schauen Sie auf die Uhr. Zuzuschauen, wie die Minuten verstreichen, kann Schlaflosigkeit noch schlimmer machen.

1 Machen Sie eine Liste von allen Dingen, die Ihnen Sorgen bereiten – egal, ob klein oder groß. Ihre Sorgen auf Papier zu bringen, kann Ihren Geist aus dem Rad des negativen Denkens herausholen. Gehen Sie wieder ins Bett und lassen Sie die Liste (und Ihre Sorgen) hinter sich.

2 Lesen Sie etwas Kurzes. Ideal wäre ein Gedicht, da sein Rhythmus grundsätzlich etwas Entspannendes hat. Weil es kurz ist, haben Sie auch nicht das Gefühl, sich durchackern zu müssen, wenn Sie schläfrig werden.

3 Versuchen Sie es mit Ausmalen. Die sich wiederholende Handlung ist ein Grund dafür, weshalb Ausmalen entspannend ist. Es lohnt sich auch, weil Sie sofort einen Fortschritt erkennen.

Versuchen Sie's: Malen Sie die gegenüberliegende Seite aus, um sich abzulenken.

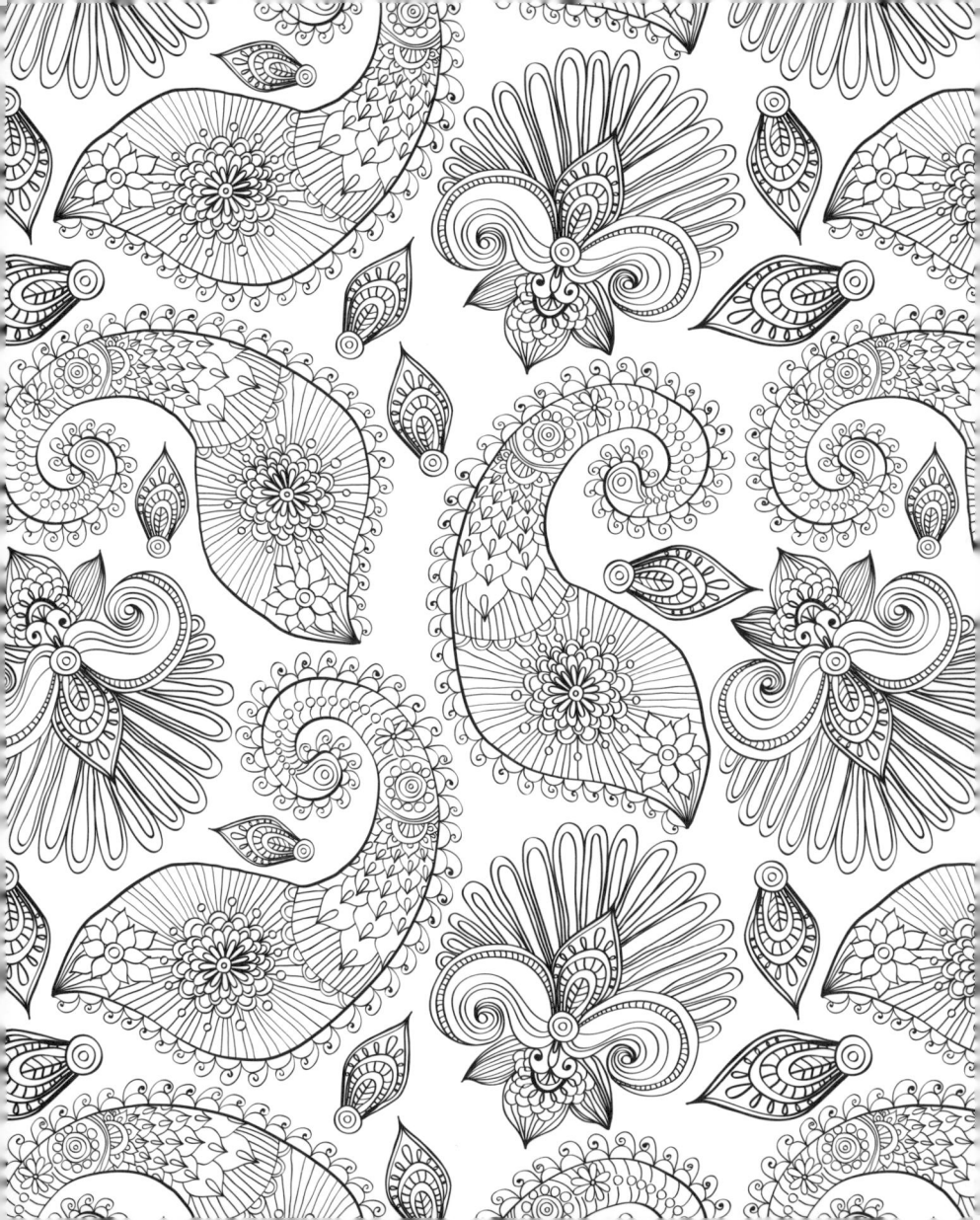

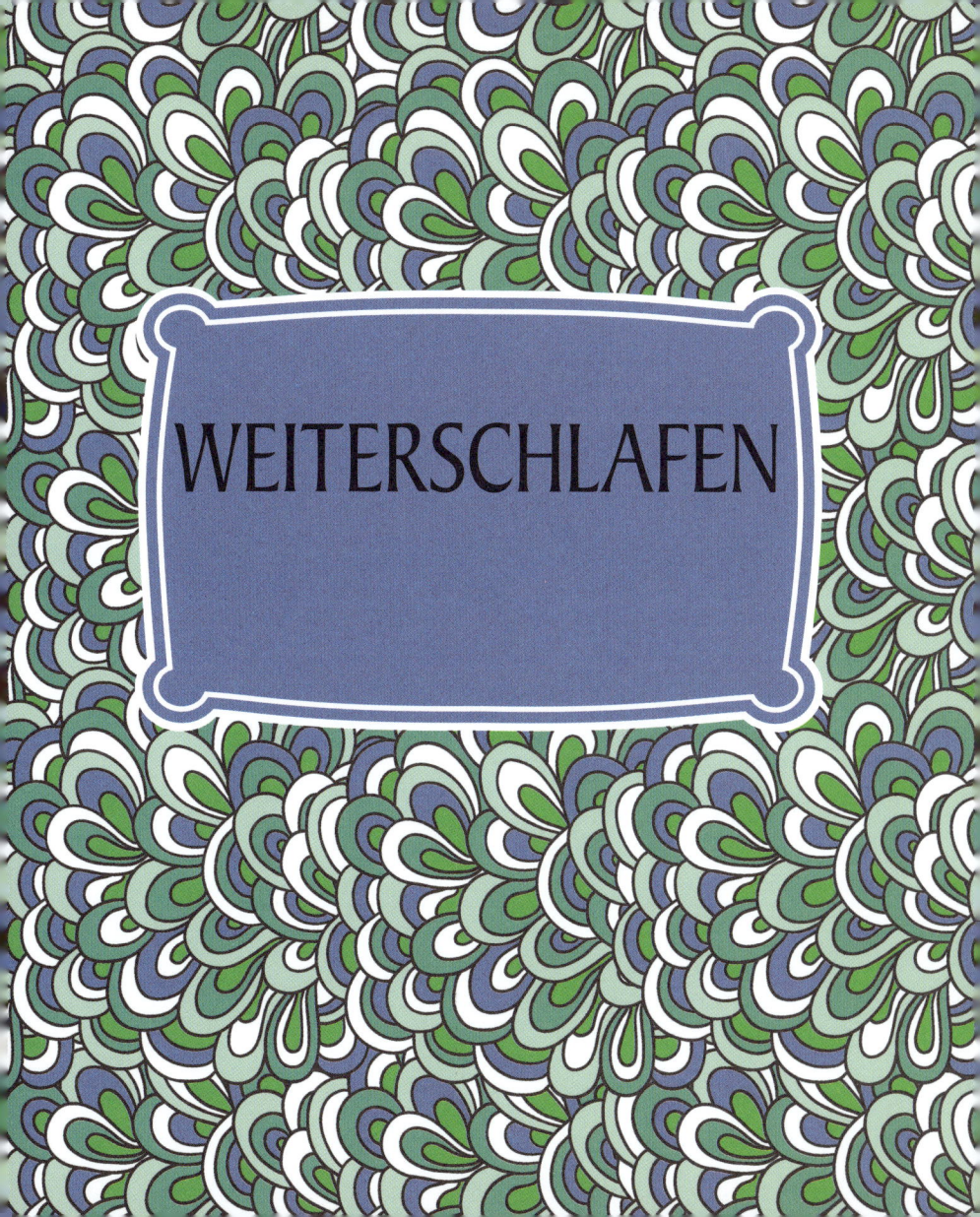

WEITERSCHLAFEN

Für viele Leute beginnen Schlafprobleme nicht am Anfang, sondern in der Mitte der Nacht. Sie wachen auf, oft ohne zu wissen, wieso, und können dann nicht mehr einschlafen. Manchmal lässt sich der Grund auf etwas, das Sie am Abend zuvor getan haben, zurückführen – wie zum Beispiel ein schweres Abendessen. Falls das der Fall ist, können Sie es als Erinnerung für die Wichtigkeit guter Schlafhygiene nutzen. Es gibt aber noch viele andere Gründe, weshalb Sie in der Nacht aufwachen könnten: Angefangen bei Überhitzung, über Störgeräusche zu wieder auftauchenden Sorgen.

Dieses Kapitel bietet Selbsthilfe-Strategien an, die Sie verwenden können, um den Schlaf zurückzuerlangen. Probieren Sie die verschiedenen Methoden oder Kombinationen aus Methoden aus, um zu sehen, was für Sie funktioniert. Stehen Sie auf und gehen Sie in ein anderes Zimmer, um etwas Beruhigendes und Sich-Wiederholendes zu machen, falls alles andere scheitern sollte. Das hält Sie davon ab, Schlaflosigkeit mit Ihrem Schlafzimmer in Verbindung zu bringen. Am allerwichtigsten: Ärgern Sie sich nicht. Schlaf ist, per Definition, ein Loslassen und es hat sich noch niemals jemand erfolgreich dazu gezwungen.

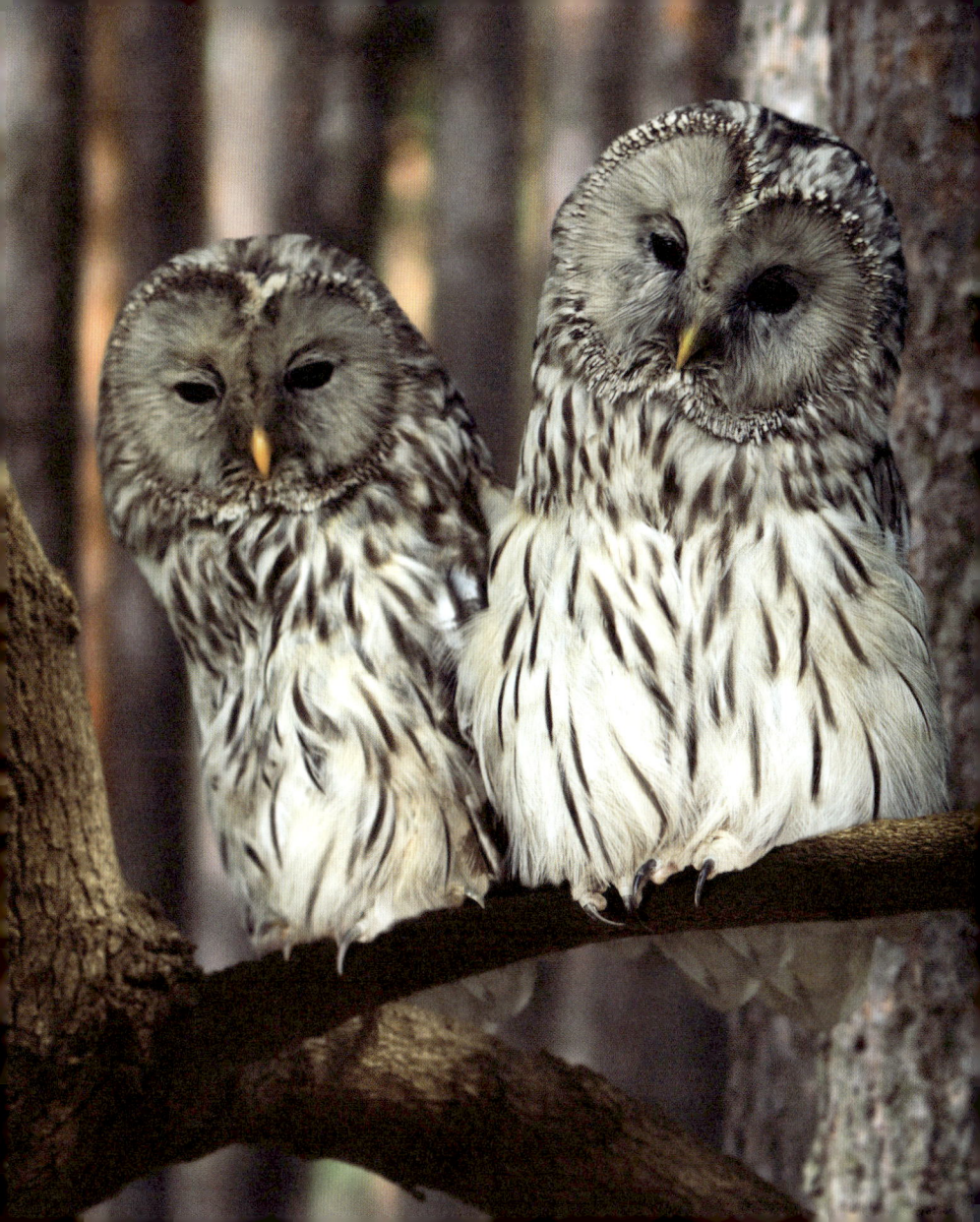

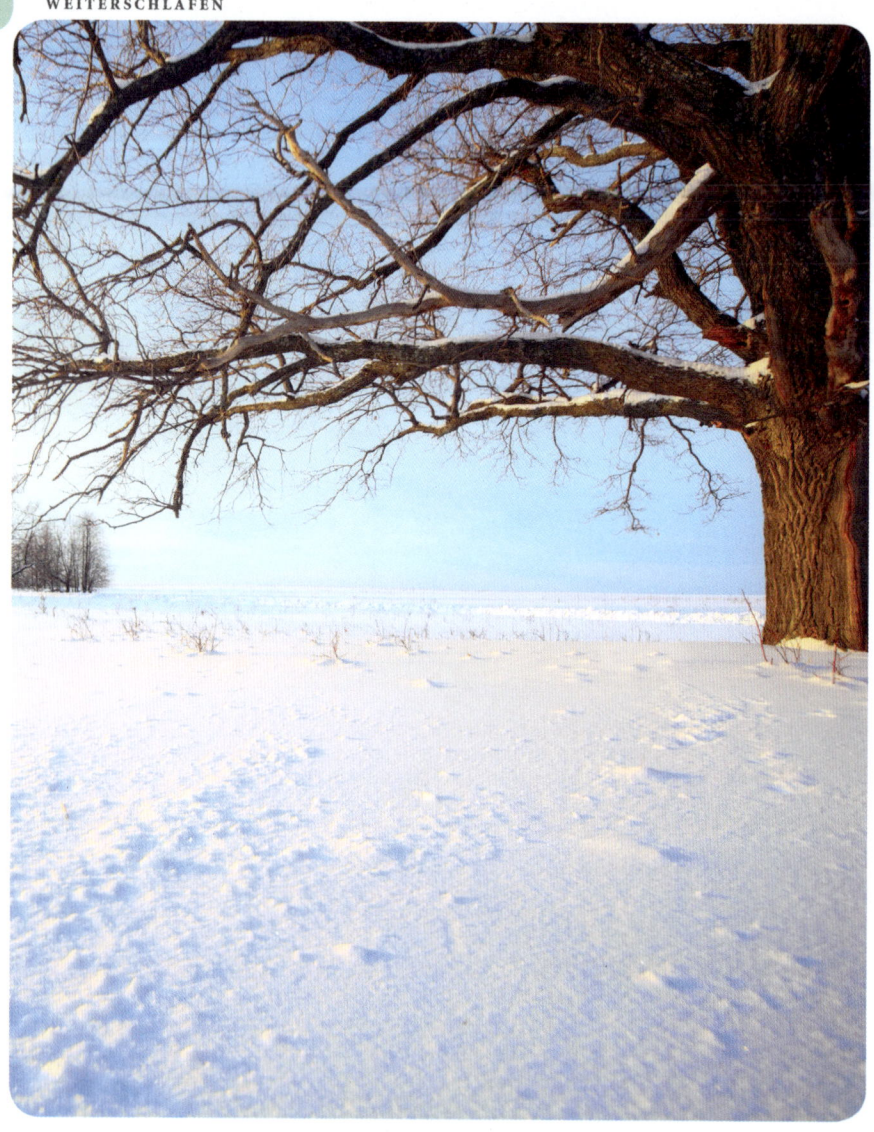

20 COOL BLEIBEN

Körperlich zu überhitzen ist ein häufiger Grund für Schlaflosigkeit. Es gibt offensichtliche Dinge, die wir in einer schwülen Nacht tun können: leichtere Pyjamas tragen, die Fenster leicht geöffnet lassen oder die Bettdecke loswerden. Aber auch diese einfache Visualisierung, basierend auf der Methode der kognitiven Verhaltenstherapie, kann Ihnen dabei helfen, ein inneres Bild von Kühle zu erzeugen.

1 Wenn Sie in der Nacht aufwachen, weil Ihnen zu heiß ist, stellen Sie sich ein Feld vor, das von frischem Schnee bedeckt ist.

2 Legen Sie sich vor Ihrem geistigen Auge ins Schneefeld. Es ist ein seltsam angenehmer Ort. Es fällt noch mehr Schnee herab, weiche Flocken – jede, die auf Ihnen landet, vertreibt Hitze aus Ihrem Körper.

3 Sie fühlen sich angenehm kühl und trocken. Der Schnee fällt so sanft und still, dass es Sie beruhigt. Stellen Sie sich vor, Sie würden einschlafen, unter freiem Himmel.

WANN AM BESTEN

Machen Sie diese Übung, wenn Sie wegen Überhitzung aufwachen.

WAS HILFT

Lassen Sie Fenster oder Rollläden an heißen Tagen geschlossen und öffnen Sie am Abend die Fenster, um kühle Luft herein zu lassen.

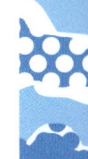

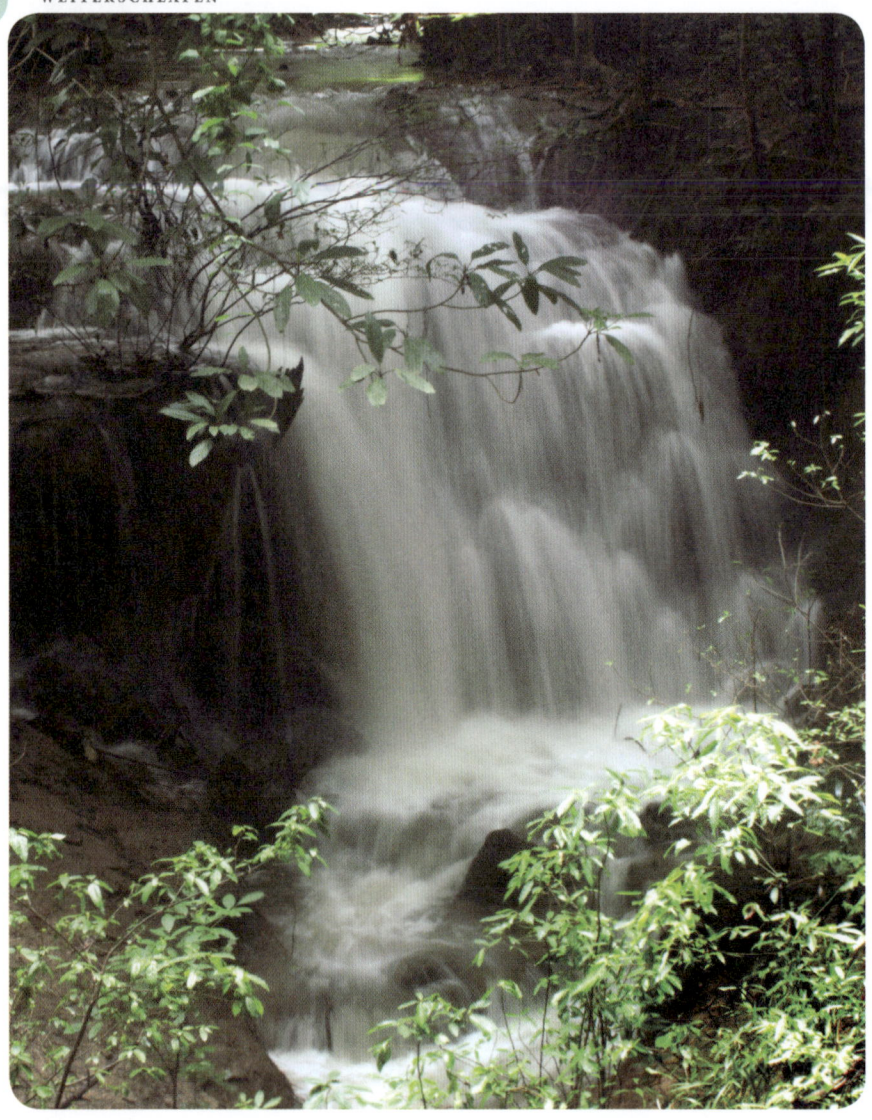

21 SCHLAFLOSE SORGEN

Sind Sie jemals aus Panik über etwas Eingebildetes aufgewacht? Sie haben die Lichter am Auto angelassen, Sie haben vergessen, Ihre Haushaltsversicherung zu erneuern, Sie können sich nicht daran erinnern, wo Ihr Pass ist ... Emotionales Gehirn-Training geht davon aus, dass unser Gehirn stets versucht, alte Stressfaktoren anzuheizen. Es fixiert sich so lange auf stressige Gedanken, bis wir uns von ihnen lösen können. Es ist jedoch sehr wohl möglich, den Kreislauf der Sorgen zu durchbrechen und sich wieder mit dem Schlaf in Verbindung zu setzen. Versuchen Sie es mithilfe dieser Übung.

1 Wenn Sie akute Sorgen aufwecken, bleiben Sie, wo Sie sind. Machen Sie es sich im Bett bequem.

2 Stellen Sie sich vor, dass Sie unter einem Wasserfall stehen würden. Das herabstürzende Wasser ist kalt, laut und so kraftvoll, dass Sie kaum auf den Füßen bleiben können. Sie sind kurz davor, auszurutschen und hinzufallen.

3 Ein herabhängender Baum ist gerade in Reichweite. Sie ergreifen den nächsten Ast, um sich festzuhalten, und stellen fest, dass Sie sich unter dem Wasserfall hervorziehen können und auf warmem, trockenem Boden landen. Sie blicken hinab von Ihrem sicheren Untergrund und werden sich bewusst, dass Sie alle Sorgen hinter sich lassen können, genau wie den Wasserfall.

WANN AM BESTEN

Probieren Sie diese Übung aus, wenn Sie mitten in der Nacht aufwachen. Der Ast steht für den Teil Ihres Gehirns, der Sie vom Wasserfall der Sorgen weg und zurück an einen ruhigen, schlaffördernden Ort bringen möchte.

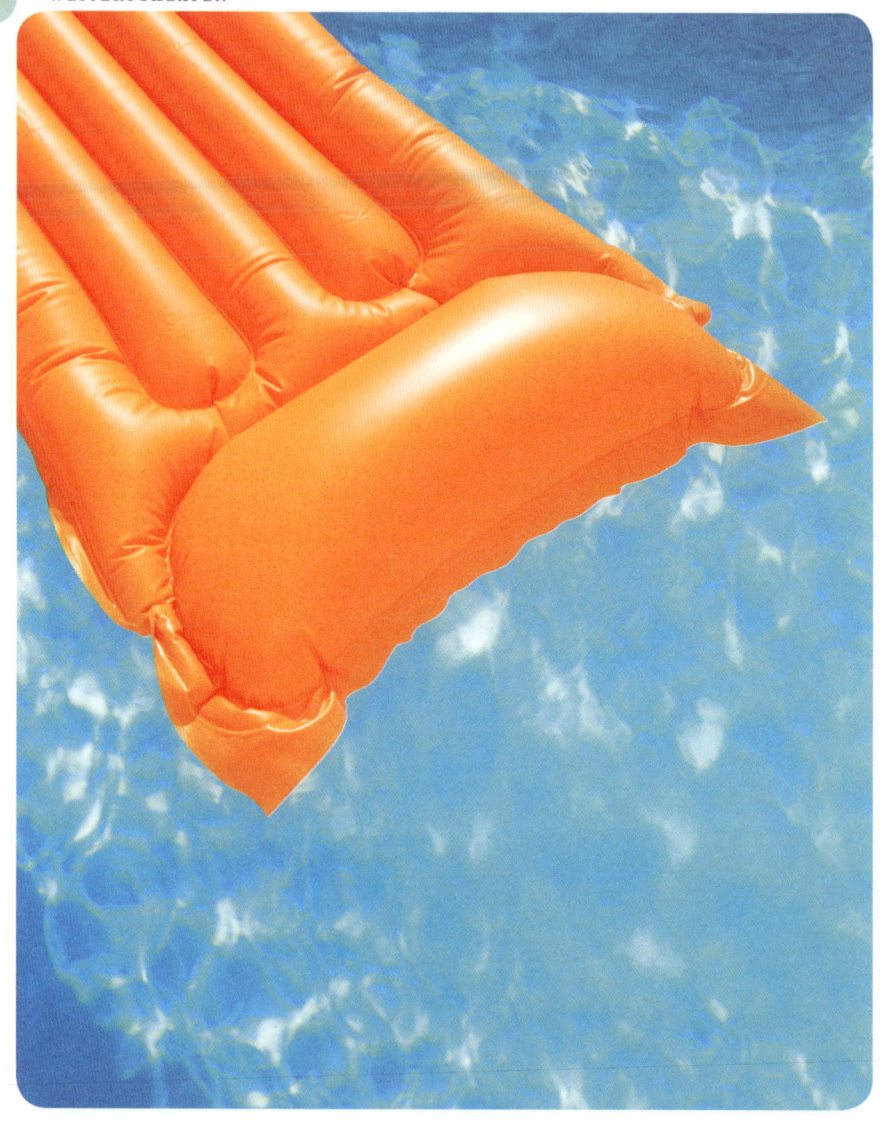

22   DIE LUFTMATRATZE

Der Durchschnittsmensch wechselt innerhalb einer Nacht über 100 Mal seine Schlafposition. Laut Schlafexperten kann das ein Problem sein, wenn Sie zu zweit in einem zu kleinen Bett schlafen. Falls ein größeres Bett keine geeignete Lösung ist, können Sie zumindest die Techniken der kognitiven Verhaltenstherapie hernaziehen, um die Illusion von mehr Platz hervorzurufen.

1 Wenn Sie sich in Ihrem Bett eingeengt fühlen, stellen Sie sich vor, sie würden nicht in einem Bett liegen, sondern auf einer Luftmatratze.

2 Ihre Luftmatratze beginnt zu wachsen, während Sie auf Ihr liegen. Gleichzeitig wird sie leichter. Sobald die Liege die Grenzen Ihres Zimmers überschreitet, treibt sie hinauf in den Himmel und schwebt dort wie eine Wolke.

3 Sie können Ihr Haus und Ihre Straße sehen, wenn Sie von Ihrem riesigen, gemütlichen Luftbett hinunter schauen. Aber diese Erfahrung ist weder aufregend noch erschreckend. Eigentlich ist das Schwebegefühl zutiefst entspannend und Sie beginnen, einzuschlafen.

> **WANN AM BESTEN**
>
> Machen Sie diese Fünf-Minuten-Übung täglich, wenn Sie ins Bett gehen. Sich mehr Platz vorzustellen, wird Sie von dem Gefühl ablenken, eingeengt zu sein.

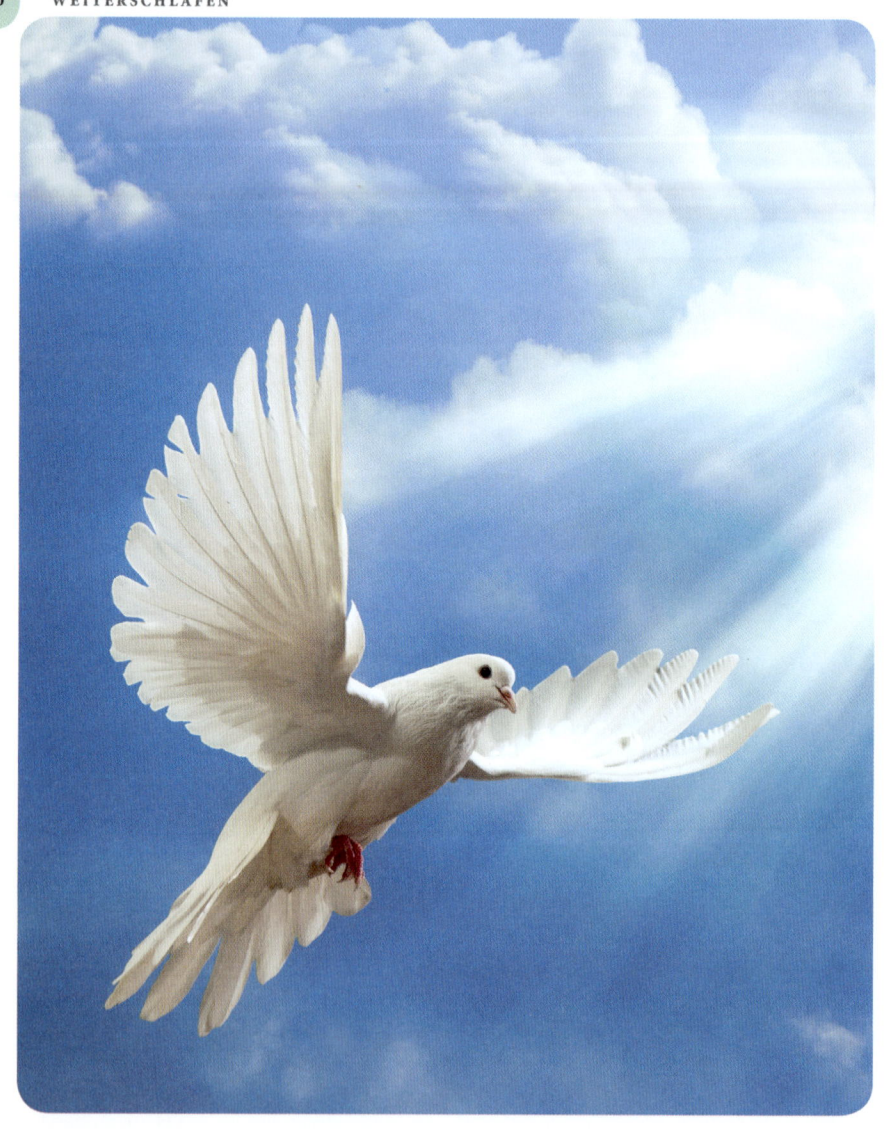

23 SCHLAFLOSIGKEIT AKZEPTIEREN

Als Teil des normalen Schlafzyklus wachen wir alle – in Intervallen – während der Nacht teilweise oder komplett auf. Die meisten von uns bemerken diese Unterbrechungen jedoch nicht oder fühlen sich dadurch nicht gestört. Zum Problem wird es, wenn wir aufwachen, aber nicht mehr einschlafen können. Sich wegen Schlaflosigkeit Sorgen zu machen, macht es nur noch schlimmer. Es ist besser, diese Perioden der Schlaflosigkeit zu akzeptieren und sie achtsam wahrzunehmen. Das kann ein erster Schritt in eine bessere Nacht sein.

1 Wenn Sie im Bett sind, schließen Sie die Augen und machen Sie ein paar achtsame Atemzüge. Versuchen Sie, Ihren Körper mit jedem Atemzug zur Ruhe zu bringen. Achten Sie darauf, dass Sie nicht genervt werden, wenn er nicht mit Ihnen kooperiert.

2 Stellen Sie sich wunderschöne Tauben rund um Ihr Bett vor. Sie sind da, um Sie daran zu erinnern, dass es gut ist, so wie Sie jetzt gerade sind.

3 Haben Sie weiterhin die Tauben vor Augen, während Sie weiteratmen. Sie bringen Ihnen Liebe, Behaglichkeit und Akzeptanz, selbst in Stunden der Schlaflosigkeit. Sie wissen, wenn Sie sich aufregen, werden sie erschrecken und davonfliegen. Bleiben Sie also ruhig, während Sie langsam ein- und ausatmen und sanft in den Schlaf gleiten.

WANN AM BESTEN

Machen Sie diese Übung zehn Minuten lang, wenn Sie in der Nacht nicht einschlafen können. Manchmal können Selbstliebe und Freundlichkeit gegenüber sich selbst Schläfrigkeit hervorrufen. Falls nicht, stehen Sie auf und gehen Sie in ein anderes Zimmer (siehe Seite 68: Ideen, wie wir wieder schläfrig werden.)

PERSÖNLICHE BESTÄTIGUNG

Unsere Gedanken kontrollieren uns nicht, sie sind bloß Gedanken

24 BETTGEFLÜSTER

Sich über den nächsten Tag Gedanken zu machen, ist ein sicherer Weg, um seinen eigenen Schlaf zu stören. Dieses achtsame Etikettierwerkzeug kann Ihnen helfen, Ihren Ärger davon abzuhalten, Sie am Schlafen zu hindern. Der Gedanke ist, dass man seine Gedanken in aller Ruhe benennt, ohne Sie zu verurteilen oder zu kritisieren. Diese Übung verwendet ein Kissen, um beim Etikettieren zu helfen.

1 Setzen Sie sich hin und legen Sie das Kissen auf Ihren Schoß. Konzentrieren Sie sich voll und ganz auf Ihre Atmung.

2 Wenn Sie bemerken, dass Sie sich Sorgen machen, heben Sie das Kissen auf und schauen Sie es direkt an. Stellen Sie sich vor, Sie hören das Kissen sprechen. Mit einer neutralen und nicht-kritischen Stimme sagt es: „Du ärgerst dich bloß."

3 Konzentrieren Sie sich wieder auf ihre Atmung, so lange, bis ein anderer sorgenvoller Gedanke auftaucht. Wiederholen Sie die kurze Unterhaltung mit Ihrem Kissen – „Du ärgerst dich bloß." –, bis Sie sich ruhig genug fühlen, um ins Bett zu gehen.

WANN AM BESTEN

Machen Sie diese Übung, wann immer Sie von aufreibenden Gedanken geweckt werden. Das Kissen dient als Werkzeug, um Ihnen zu helfen, Ihre emotionalen Prozesse wahrzunehmen – der erste Schritt, um weniger streng mit sich selbst zu sein.

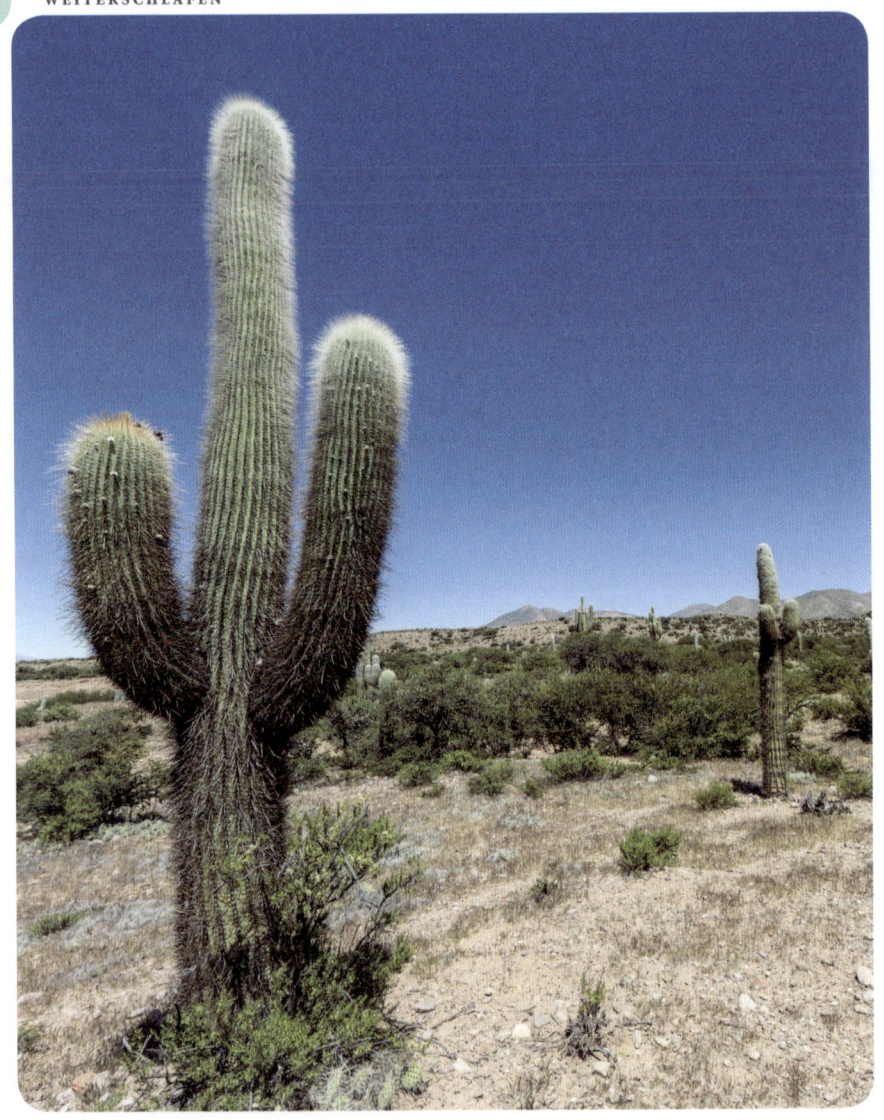

25 EIN BRENNEN IN DER BRUST

Sodbrennen oder Verdauungsstörungen sind ein häufiger Grund für Schlaflosigkeit. Es gibt praktische Dinge, die Sie dagegen tun können: nichts Schweres vor dem Schlafen-gehen essen und mit einem höheren Kissen schlafen. Diese Übung wird Ihnen helfen, alle Ängste, die mit Schmerz in Zusammenhang stehen, zu besänftigen. Sie basiert auf einer Technik des emotionalen Gehirn-Trainings – dem Durchfahren durch negative Gefühle und dem Loslassen von Erwartungen, um zu einer positiveren Einstellung zu gelangen.

1 Denken Sie für einen Moment an einen Kaktus. Außen ist er stachelig, aber innen ist er weich, saftig und geschmeidig. Wenn Ihr Körper Ihr Gehirn wissen lässt, dass er gereizt ist, kann Ihr Gehirn einfühlsam sein, braucht aber nicht selbst gereizt werden.

2 Anstatt das Schlimmste zu erwarten, lassen Sie Ihre Anspannung mit dem Satz „Ich befürchte, dass…" los. Untersuchen Sie die Erwartungen, die Ihre Angst nähren: Sie basieren möglicherweise eher auf Furcht als auf realen Erfahrungen.

3 Wiederholen Sie für sich, mit einem entspannten Geist, dass dieser Zustand nicht angenehm ist, aber Ihre Gereiztheit bald vorbei sein wird.

WANN AM BESTEN

Machen Sie diese Übung nachts, egal, ob Sie Sodbrennen haben oder nicht. Ihr Gehirn darauf zu trainieren, mit Schmerzen umzugehen, kann Ihnen helfen, gegenüber Ihrem Leiden offener zu werden, ohne Kummer zu verstärken.

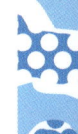

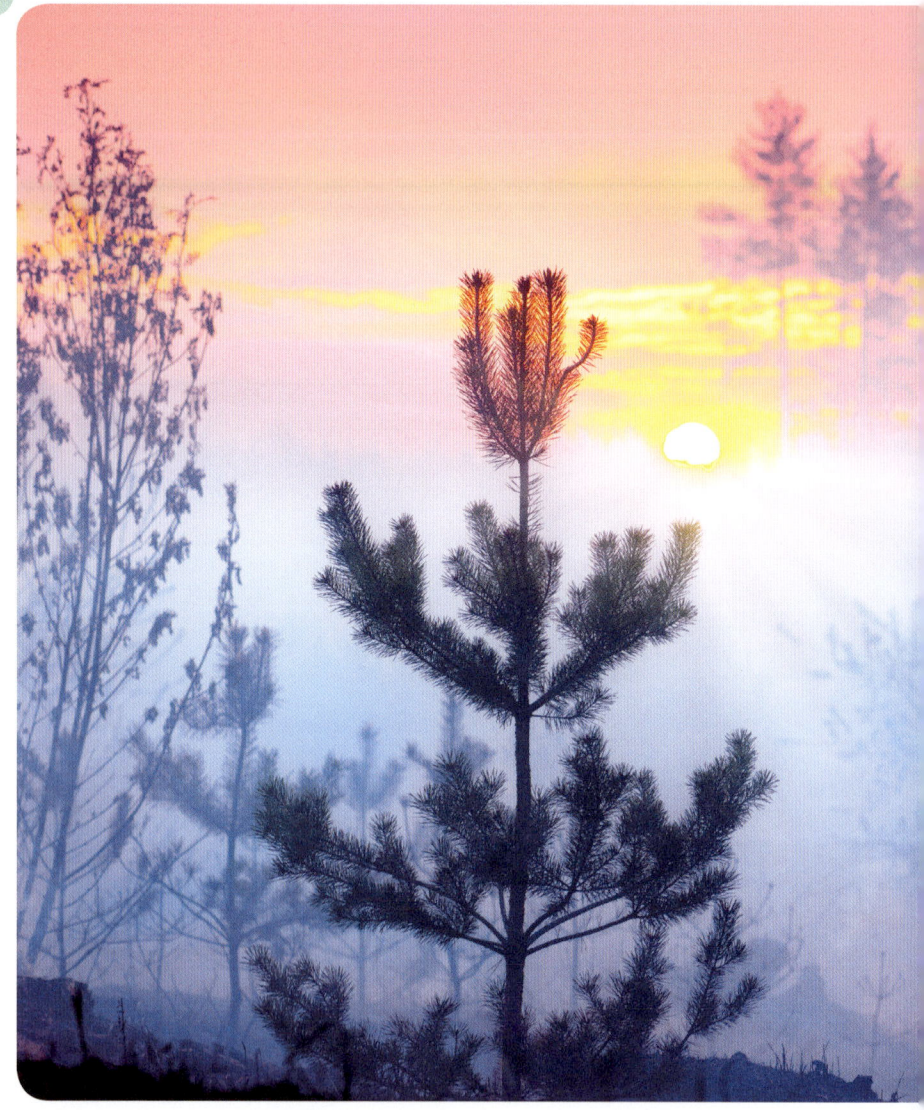

TOP-**FÜNF**-WEGE,
mit Schlaflosigkeit umzugehen

Raus aus dem Bett, wenn Sie nicht schlafen können.

Machen Sie etwas, das sich wiederholt oder beruhigend ist, wie zum Beispiel Ausmalen oder Hausarbeit.

Schreiben Sie die Gedanken auf, die Sie wach halten.

Machen Sie behutsam Yoga oder dehnen Sie.

Trinken Sie eine Tasse Kräutertee oder warme Milch.

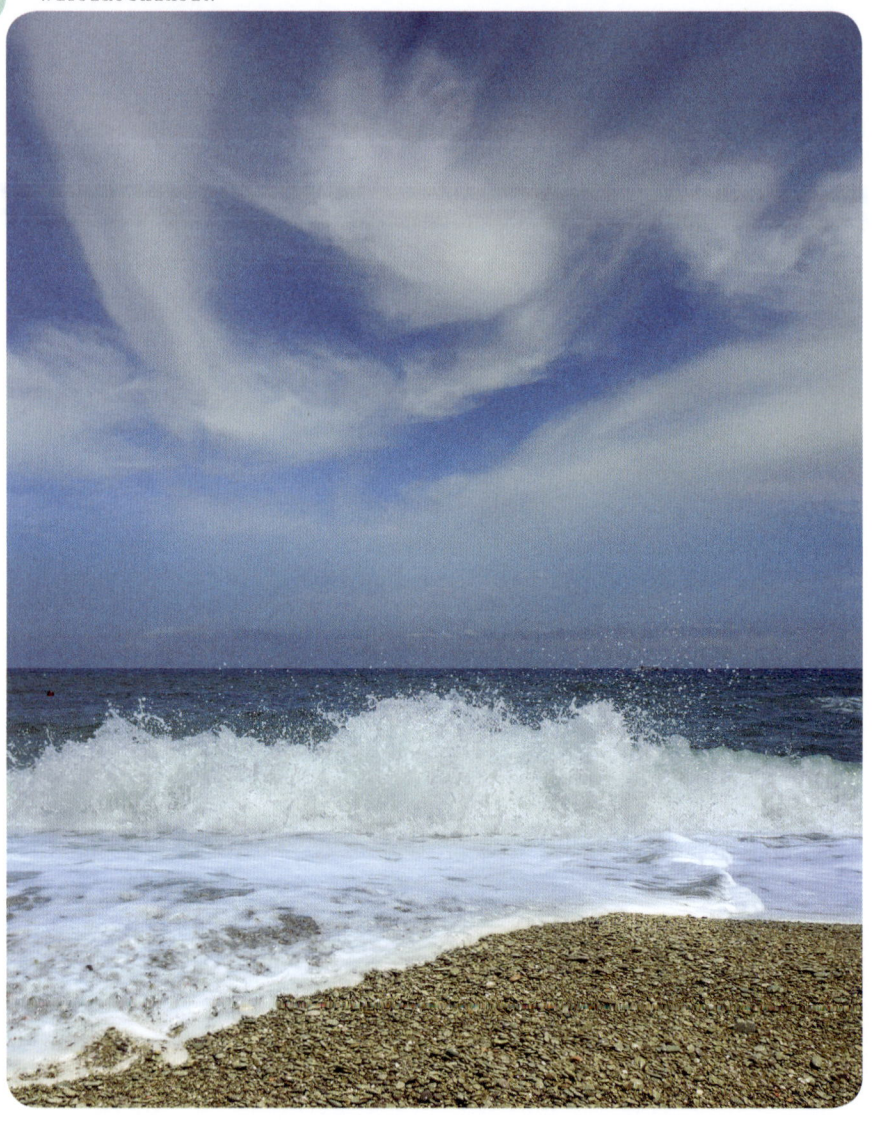

26 WELLEN DER STILLE

Sie können Geräuschen nicht entkommen. Sogar nachts können Sie von einem vorbeifahrenden Auto, Regen, der gegen das Fenster prasselt, oder unerklärlichem Knarren geweckt werden. Achtsamkeit kann Ihnen helfen, zu akzeptieren, dass Sie in einer Welt der Töne leben. Rund um die Uhr. Das zu akzeptieren, wird es für Sie einfacher machen, durchzuschlafen.

1 Beginnen Sie, indem sie sich auf Ihre Atmung und alle ihre Begleiterscheinungen konzentrieren: der Luftzug, der durch ihre Nasenlöcher kommt, das Heben und Senken Ihrer Bauchdecke. Bringen Sie Ihre Aufmerksamkeit zu den Geräuschen in Ihrer Umgebung. Worum handelt es sich? Um weit entfernte Sirenen? Ein klapperndes Fenster? Das Summen Ihrer Heizung?

2 Stellen Sie sich jetzt vor, wie Sie sich mit jedem Atemzug von Ihrem Zimmer entfernen. Stellen Sie sich vor, Sie wären draußen und würden dem Ozean lauschen. Stimmen Sie sich auf den Rhythmus der Gezeiten ein, während die Wellen brechen, sich wieder aufbauen, höher werden und wieder brechen. Sie atmen im Einklang mit ihnen. Atmen Sie aus, wenn die Wellen zurückgehen, und ein, wenn sie an den Strand kommen.

3 Die hypnotische Ebbe und Flut bleiben bei Ihnen, wenn Sie wieder ins Hier und Jetzt zurückkehren. Die Geräusche in Ihrem Zimmer sind jetzt weniger hörbar und Sie sind bereit, wieder einzuschlafen.

WANN AM BESTEN

Machen sie diese Visualisierung zehn Minuten lang, wenn Sie in der Nacht von einem Geräusch geweckt werden. Sie sollte Ihnen helfen, wieder schnell einzuschlafen. Ohrstöpsel können auch helfen, wenn das Geräusch sehr laut ist.

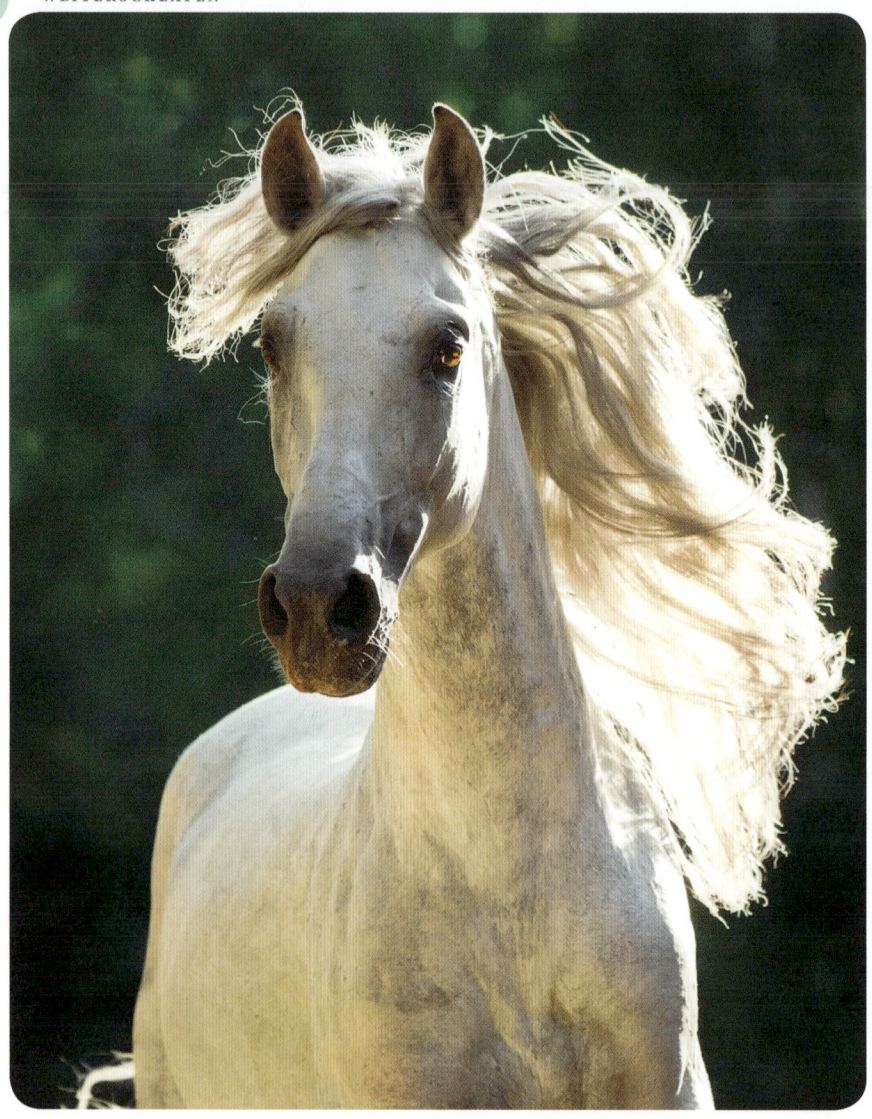

ZÄHMEN SIE IHRE TRÄUME

Wenn böse Träume Ihren Schlaf stören, machen Sie diese Übung, damit sie positiver werden. Sie basiert auf dem Gedanken des emotionalen Gehirn-Trainings, dass man durch das Schaffen von gesünderen Nervenbahnen negative Emotionen kontrollieren kann und es uns dabei hilft, mehr Vergnügen in unser Leben zu lassen.

1 Wenn Sie aufwachen und einen Traum im Kopf haben, der nicht gut geendet hat, überlegen Sie, ob Ihnen ein besseres Ende einfällt. Zum Beispiel, wenn Sie sehen, wie Sie von einem Monster verfolgt werden, oder das Klappern der Hufe hinter sich hören, wenn Sie versuchen, zu entkommen.

2 Bitten Sie Ihre positiven Emotionen um ein zufriedenstellenderes Ende: Das Monster rennt weg, sobald Sie sich umdrehen, oder Sie stellen fest, dass die Hufe einem wunderschönen Hengst gehören, der Sie hinbringt, wo immer Sie möchten. Bleiben Sie liegen, atmen Sie und stellen Sie sich nochmals in dem Szenario vor, aber mit Ihrem neuen, besseren Ende.

3 Versuchen Sie, den Traum samt neuem Ende aufzuschreiben, um ihn in Ihrem Gehirn zu verankern. Wenn Sie einen immer wiederkehrenden Traum haben, behalten Sie die Notiz bei sich und lesen Sie sie, bevor Sie schlafen gehen.

WANN AM BESTEN

Machen Sie diese Übung, wenn Sie durch einen entmutigenden oder verstörenden Traum aufwachen oder wenn Sie einen wiederkehrenden Albtraum haben. Seien Sie sich bewusst, dass Sie aus Ihrem Traum heraustreten und Ihr eigener Traum-Meister sein können.

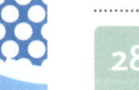

28 BLAUES MEER

Alle Schlafexperten sind sich einig, dass Ihr Bett reserviert sein sollte für Schlaf und Intimität. Wenn Sie ständig in der Nacht aufwachen, machen Sie eine Übung aus diesem Kapitel, um wieder einschlafen zu können. Falls das nicht funktioniert, stehen Sie auf und lenken Sie sich mit einer ruhigen Aktivität, wie Lesen, Meditieren oder Ausmalen, von Ihrer Schlaflosigkeit ab.

WANN AM BESTEN

Malen Sie, wann immer es ihnen schwerfällt, zu schlafen. Suchen Sie sich medizinische Hilfe, wenn das häufig passiert. Schlaflosigkeit kann mit Atemstillstand und anderen gesundheitlichen Beschwerden einhergehen.

1 Wählen Sie ein detailreiches Muster, wie das auf den kommenden Seiten. Die Komplexität des Musters zwingt Sie dazu, Ihr Gehirn anzustrengen und somit andere Sorgen links liegen zu lassen.

2 Es ist nicht wichtig, welche Farben Sie verwenden aber es hilft, diese Wasser-Szenen mit Blautönen auszumalen, welche bekannterweise beruhigend wirken.

3 Malen Sie so lange, bis Ihre Augenlider träge werden. Gehen Sie zurück ins Bett und behalten Sie das Bild, das Sie ausgemalt haben, im Gedächtnis, wenn Sie wieder einschlafen.

Blättern Sie um: Machen Sie die Mal-Übung auf der übernächsten Seite.

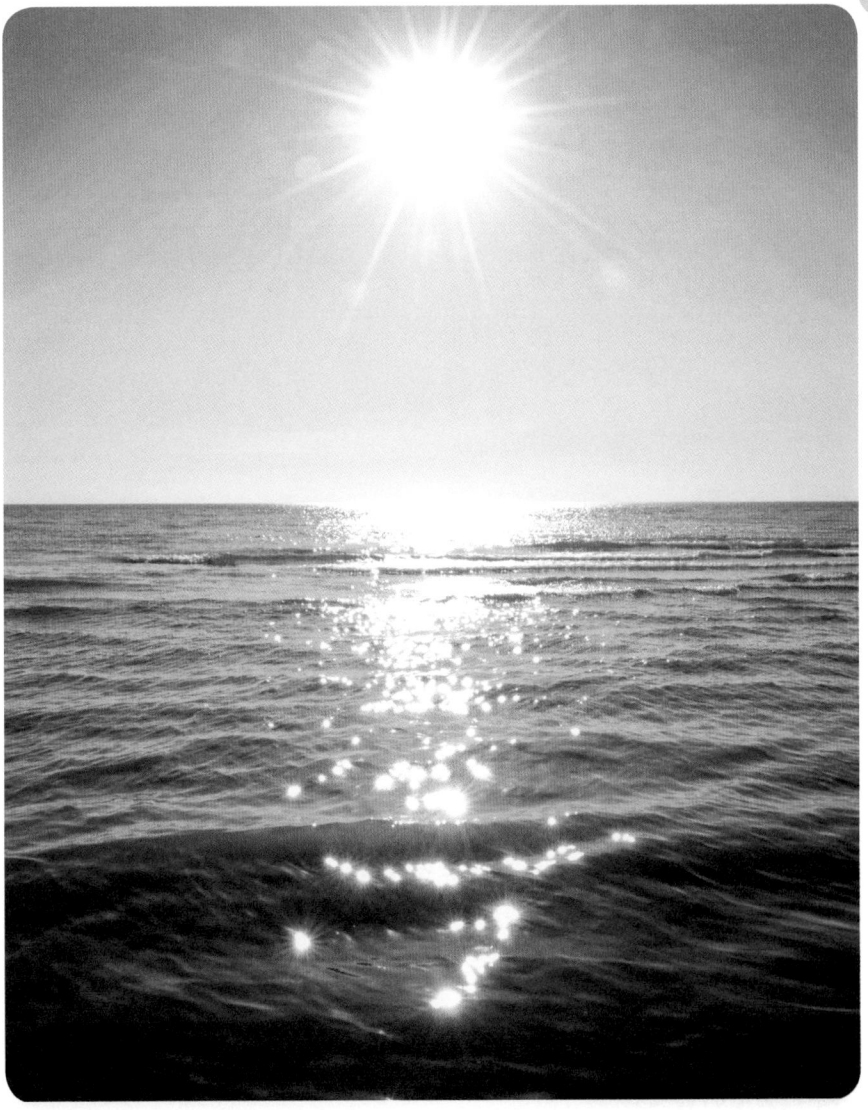

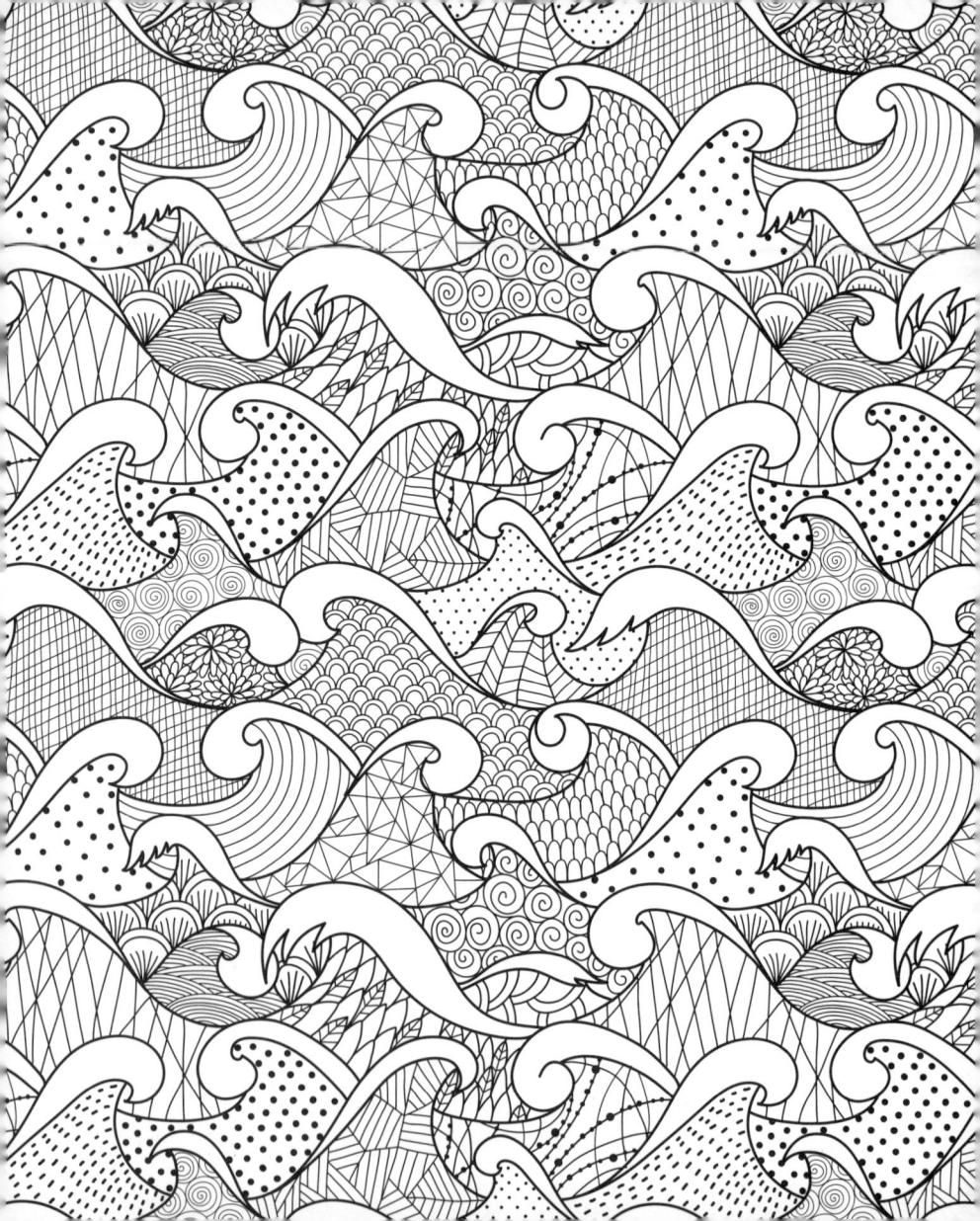

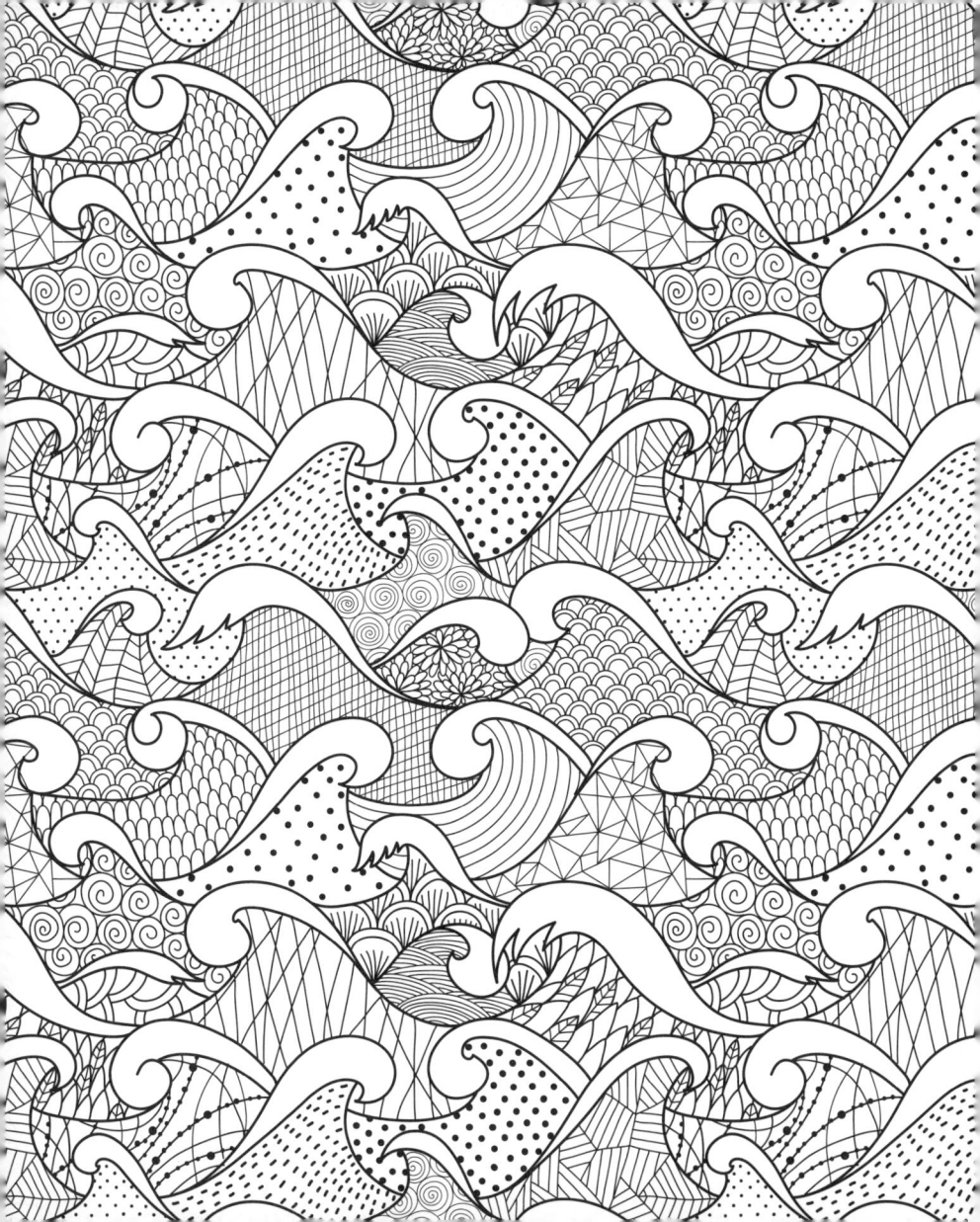

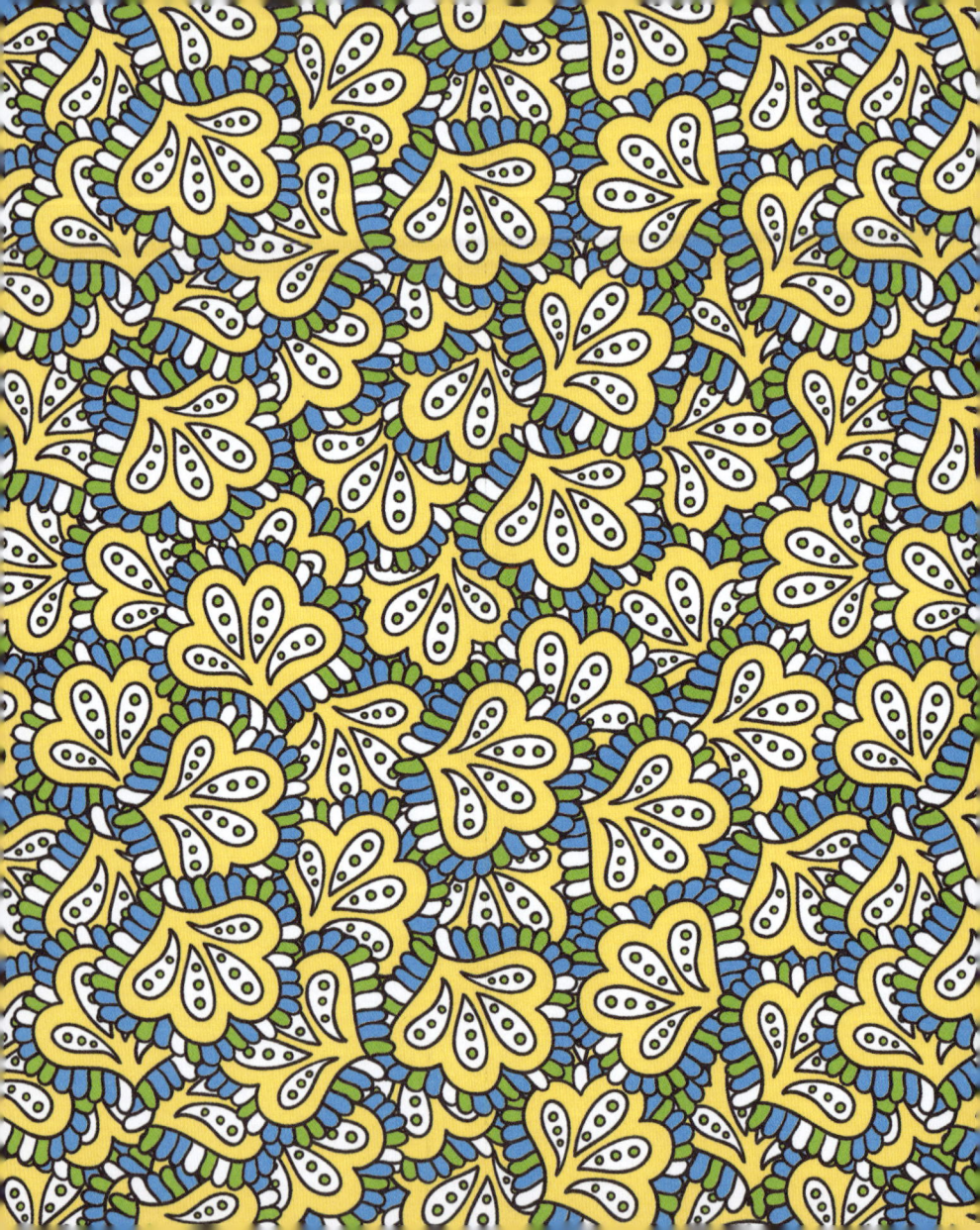

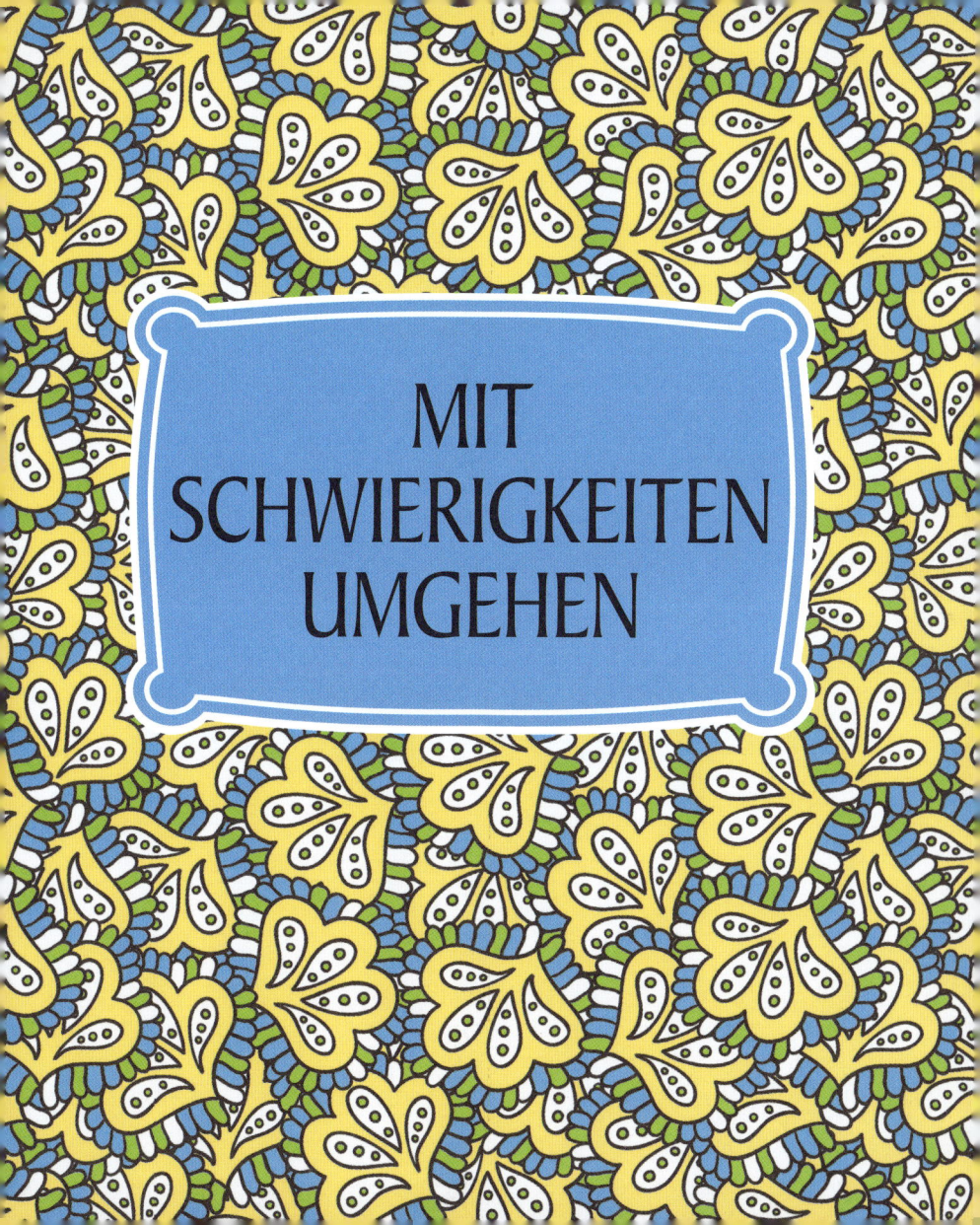

MIT SCHWIERIGKEITEN UMGEHEN

Enttäuschungen im Leben können einen großen Einfluss auf unseren Schlaf haben. Die meisten von uns haben es bereits erlebt, in einem Zustand emotionaler Aufruhr wachzuliegen und unseren Gefühlen ausgeliefert zu sein. Oft heißt es, dass wir nichts gegen unsere Gefühle tun können – doch das stimmt nur zum Teil. Wir können unsere Gefühle nicht stoppen, aber wir müssen nicht zulassen, dass Sie uns dominieren und schlechtmachen. Wir können mit unseren Gefühlen fertig werden: Sie brauchen nicht wie ein Tornado zu sein, der aus dem Nichts kommt und uns wegträgt. Mit ein bisschen Übung können wir sie in eine Art Drama umwandeln, das wir auf der Bühne sehen: Wir sehen, was passiert, wir fühlen es, aber wir haben auch einen gewissen Abstand dazu.

Darum geht es in diesem Kapitel. Die beschriebenen Hilfsmittel und Strategien können Sie nachts nutzen. Zögern Sie aber nicht, sie auch tagsüber zu gebrauchen, wenn Sie das Gefühl haben, dass Ihre Emotionen Gefahr laufen, Sie zu überwältigen. Sie werden letztendlich besser schlafen, wenn Sie lernen, mit Ihren negativen Gefühlen umzugehen.

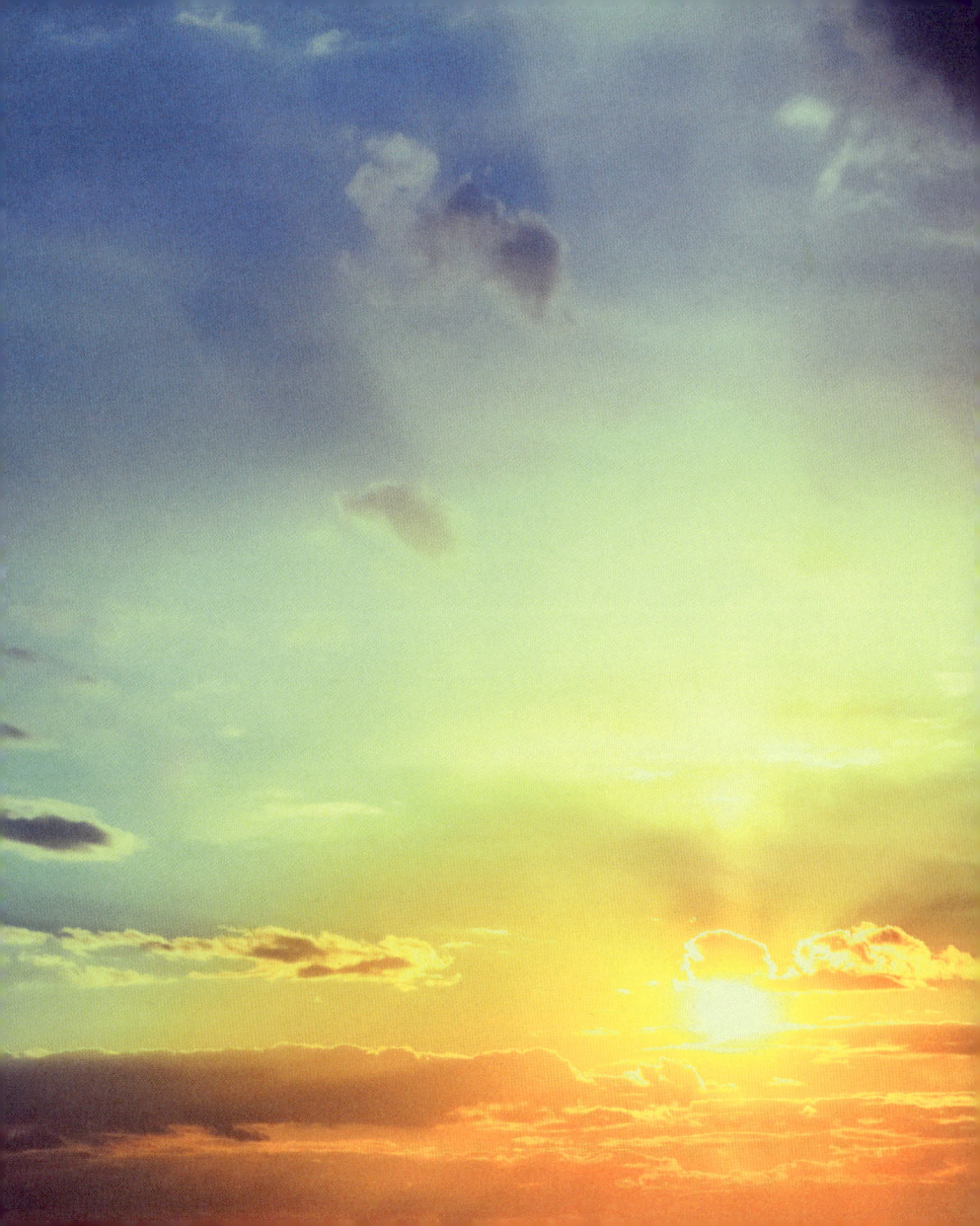

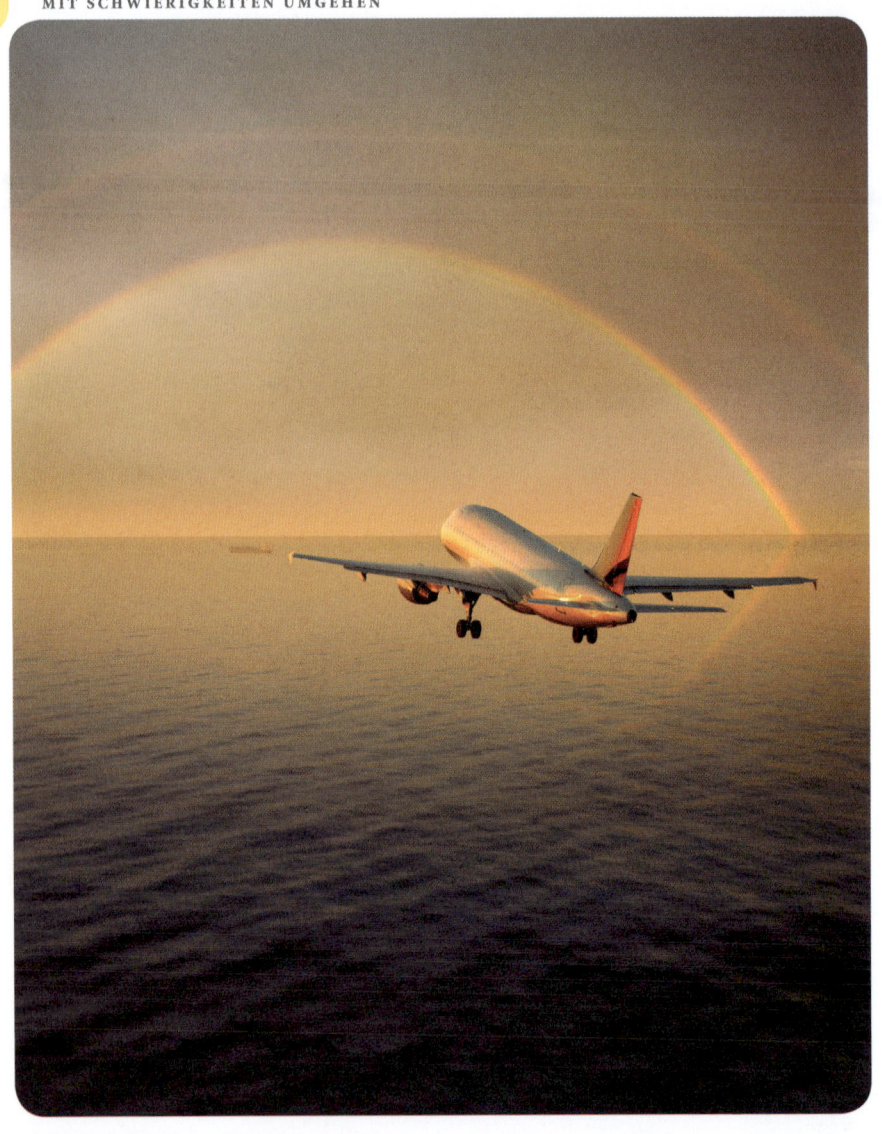

29 ABLENKUNGSTAKTIK

Es fällt leicht zu glauben, dass unsere Gedanken wie die Wetterlage sind – dass Sie außerhalb unserer Macht liegen und wir uns damit abfinden müssen, wenn sie schlecht sind. Sie können allerdings selbst wählen, ob Sie zulassen, dass sich Ihre Gedanken in den Vordergrund spielen oder, ob Sie sie an den Rand verweisen. Diese Visualisierung gibt Ihnen die Möglichkeit, Ihre Gedanken etwas zu ordnen, wie ein Fluglotse, der die Flugzeuge am Himmel koordiniert.

1 Stellen Sie sich, mit geschlossenen Augen vor, Sie wären der Dienstleiter der Luftraumüberwachung. Es ist ein verkehrsreicher Tag, aber Sie sind höchst begabt. Mithilfe des Radarschirms vor Ihnen können Sie Probleme am Boden und in der Luft vorhersehen.

2 Sie sehen, wie ein außerplanmäßiger Flieger hereinkommt, um auf einer belebten Flugpiste zu landen. Das könnte ein Desaster auslösen, aber Sie haben die Sache in der Hand. Sie funken das Flugzeug an und sagen ihm, dass es seine Annäherung abbrechen soll. Sie sehen auf dem Bildschirm, dass das Flugzeug tut, wie ihm geheißen. Sie seufzen vor Erleichterung.

3 Öffnen Sie die Augen und bringen Sie diese Situation mit Ihrem Leben in Verbindung. Wenn unerfreuliche Gedanken auf Ihrem inneren Radar auftauchen, so wie der fehlgeleitete Flieger, steht es in Ihrer Macht, ihnen zu befehlen, dass sie weggehen.

WANN AM BESTEN

Machen Sie diese Übung zwei Stunden vor dem Schlafengehen, um zu vermeiden, dass störende Gedanken Sie in der Nacht wach halten.

PERSÖNLICHE BESTÄTIGUNG

Ich akzeptiere,
was ich getan habe,
und
mache weiter

30 SCHULDGEFÜHLE LOSLASSEN

Wenn wir anfangen, uns zu entspannen, kommen Schuldgefühle wegen dem, was wir getan oder nicht getan haben, zum Vorschein. Manchmal kann uns Schuld als moralischer Kompass dienen und der Anlass für besseres Verhalten sein. Doch allzu oft hegen wir selbststrafende Gedanken, wenn wir uns schuldig fühlen. Diese Achtsamkeits-Übung zeigt, wie Sie mit Schuld umgehen können, wie sie Sie weniger aus dem Gleichgewicht bringt und wie sie Ihren Schlaf weniger stört.

1 Beginnen Sie, indem Sie bewusst auf Ihre Atmung achten, und konzentrieren Sie sich auf Ihr Schamgefühl.

2 Achten Sie darauf, wo im es Körper sitzt, welche Eigenschaften es hat und ob es sich verändert oder gleich bleibt. Erzwingen Sie nichts. Beobachten Sie einfach die vorhandenen Gefühle, so gut Sie können. Machen Sie es sich zum Ziel, die Gefühle willkommen zu heißen, anstatt sie von sich wegzustoßen.

3 Geben Sie Acht, ob irgendwelche Beschuldigungen auftauchen. Sie brauchen sich nicht mit ihnen auseinanderzusetzen. Bemerken Sie einfach, dass sie da sind, und erforschen Sie Ihre Gefühle weiterhin.

4 Atmen Sie ganz normal weiter. Wenn wir unsere Gefühle zulassen, reduzieren wir die Anspannung in unserem Körper. Sie schlafen wahrscheinlich bald ein, aber es ist auch in Ordnung, wenn Sie noch etwas wach bleiben.

WANN AM BESTEN

Machen Sie diese Übung, wenn Sie im Bett liegen oder irgendwann tagsüber. Wenn Sie Niederlagen entgegentreten und sich selbst mit Mitgefühl anstelle von Vorwürfen begegnen, fällt es ihnen vielleicht leichter, Dinge wieder gut zu machen und aus Ihren Fehlern zu lernen.

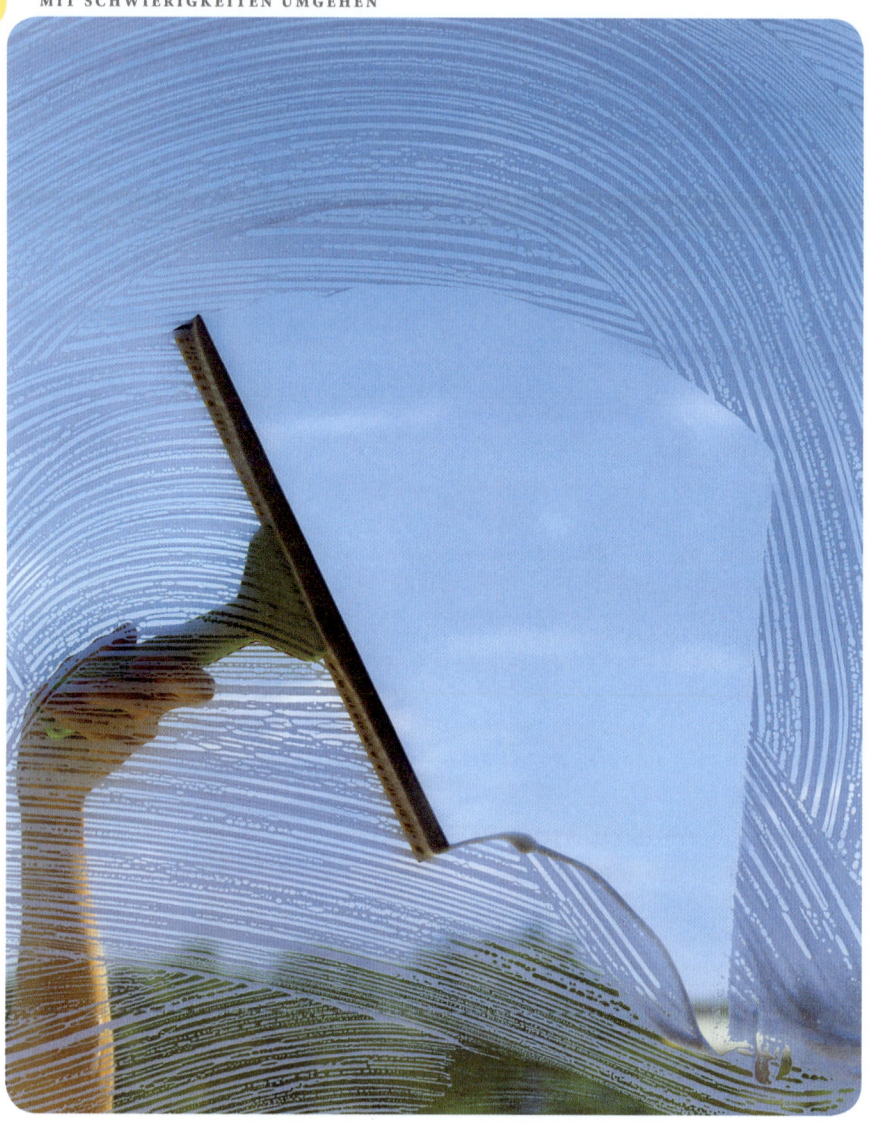

31 WEGWISCHEN

Kognitive Verhaltenstherapeuten empfehlen oft, Tagebuch zu führen. Eigene Gedanken aufzuschreiben ist ein guter Weg, um seinen Kopf freizuhalten – wie wenn Sie Ihre Windschutzscheibe sauberwischen – und somit tief und fest zu schlafen. Probieren Sie diese Tipps aus, um das meiste aus Ihrem Tagebuch herauszuholen.

1 Kaufen sie sich ein besonderes Notizbuch. Nehmen Sie eines, das Sie wirklich lieben, mit schönem Umschlag und feinem Papier. Heben Sie es sich für Ihre eigenen Gedanken auf.

2 Setzen Sie sich ein Zeitlimit – versuchen Sie, sich zehn Minuten pro Tag Zeit zu nehmen, um etwas hineinzuschreiben.

3 Lassen Sie sich nicht von einem leeren Blatt Papier einschüchtern – Sie brauchen nicht viel zu schreiben. Nehmen Sie sich vor, sich etwas zum Tag zu überlegen oder eine Aussage über den Tag zu treffen. Oder über etwas, das Sie gelernt oder jemandem beigebracht haben. Oder versuchen Sie, etwas über alle fünf Sinne aufzuschreiben – etwas, das Sie geschmeckt, gerochen, gesehen, gehört oder gespürt haben. Wenn Sie einmal zu schreiben beginnen, wird es einfacher.

WANN AM BESTEN

Gewöhnen Sie sich an, täglich Tagebuch zu schreiben. Behandeln Sie Ihr Tagebuch wie ein Sammelalbum, in das Sie Erinnerungsstücke an jeden Tag hineinkleben sowie Ihre Gedanken aufschreiben. Eine kleine Zeichnung anzufertigen, hilft Ihnen vielleicht dabei, mit dem Schreiben zu beginnen.

32   DIE STOPP-TECHNIK

Diese Übung ist eine klassische Technik aus der kognitiven Verhaltenstherapie, die verwendet wird, um negative Gedanken in rationalere zu verwan-
deln. Es ist wichtig, wie wir mit unseren Stimmungen umgehen, wenn es
um Schlaf geht. Wenn wir nicht fähig sind, schlechte Laune abzuschütteln,
kann uns das den Schlaf rauben, was wiederum einen Einfluss darauf hat,
wie wir uns fühlen. Untersuchungen zeigen, dass Schlafentzug zu weniger
Serotonin im Gehirn und dazu führen kann, dass wir den ganzen Tag über
gereizt sind. Es ist ein Teufelskreis. Wenn Sie das nächste Mal genervt sind,
versuchen Sie es mit dieser Technik, bestehend aus fünf einfachen Schritten.

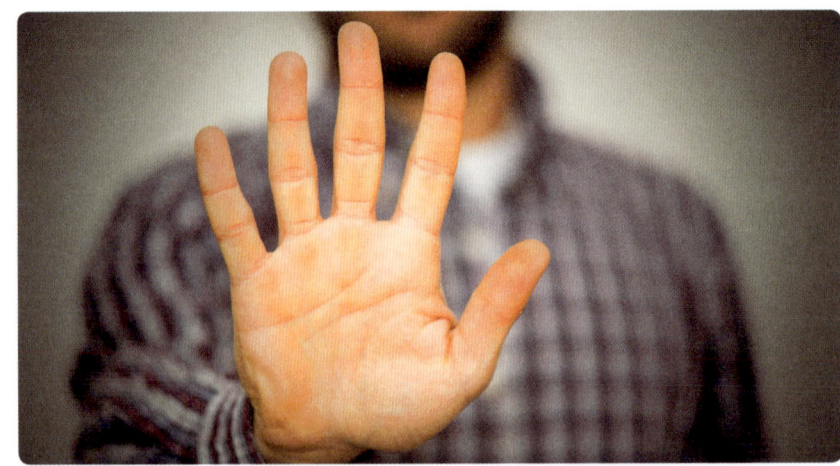

1 **Zurücktreten:** Nehmen Sie sich kurz Zeit, bevor Sie reagieren. Es gibt keinen Grund, irgendetwas jetzt sofort tun zu müssen.

2 **Luft holen:** Atmen Sie ein und aus und achten Sie darauf, wie sich das Atmen in Ihrem Körper anfühlt. Spüren Sie es in der Brust, im Zwerchfell oder in Ihren Nasenlöchern. Versuchen Sie, diese „Eindrücke" oder „Gefühle" zu benennen.

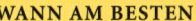

3 **Sich selbst beobachten:** Seien Sie sich all Ihrer Gedanken bewusst, ohne sich in Ihnen zu verlieren. Versuchen Sie, sie als „Gedanken" oder „Meinungen" zu kennzeichnen. Sind sie wahr oder übertrieben? Handelt es sich um Fakten oder erfundene Geschichten? Achten Sie auf sämtliche Gefühle in Ihrem Körper. Versuchen Sie, diese „Eindrücke" oder „Gefühle zu benennen.

4 **Anders wahrnehmen:** Stellen Sie sich vor, dass Sie in ein paar Wochen auf dieses Szenario zurückbli-cken. Wird es für Sie noch von Bedeutung sein? Wie würde jemand anderer über die Situation denken? Würde er oder sie es für wichtig halten?

5 **Positiv voranschreiten:** Überlegen Sie, wie Sie am besten reagieren – was wäre für Sie und andere am besten?

WANN AM BESTEN

Machen Sie diese Übung tagsüber oder am Abend. Sie gibt Ihnen Zeit, um sich zu beruhigen und die Situation auf rationaler in Angriff zu nehmen.

WAS HILFT

Regelmäßig zu meditieren – egal, wie kurz – wird Ihnen dabei helfen, weniger gereizt zu reagieren.

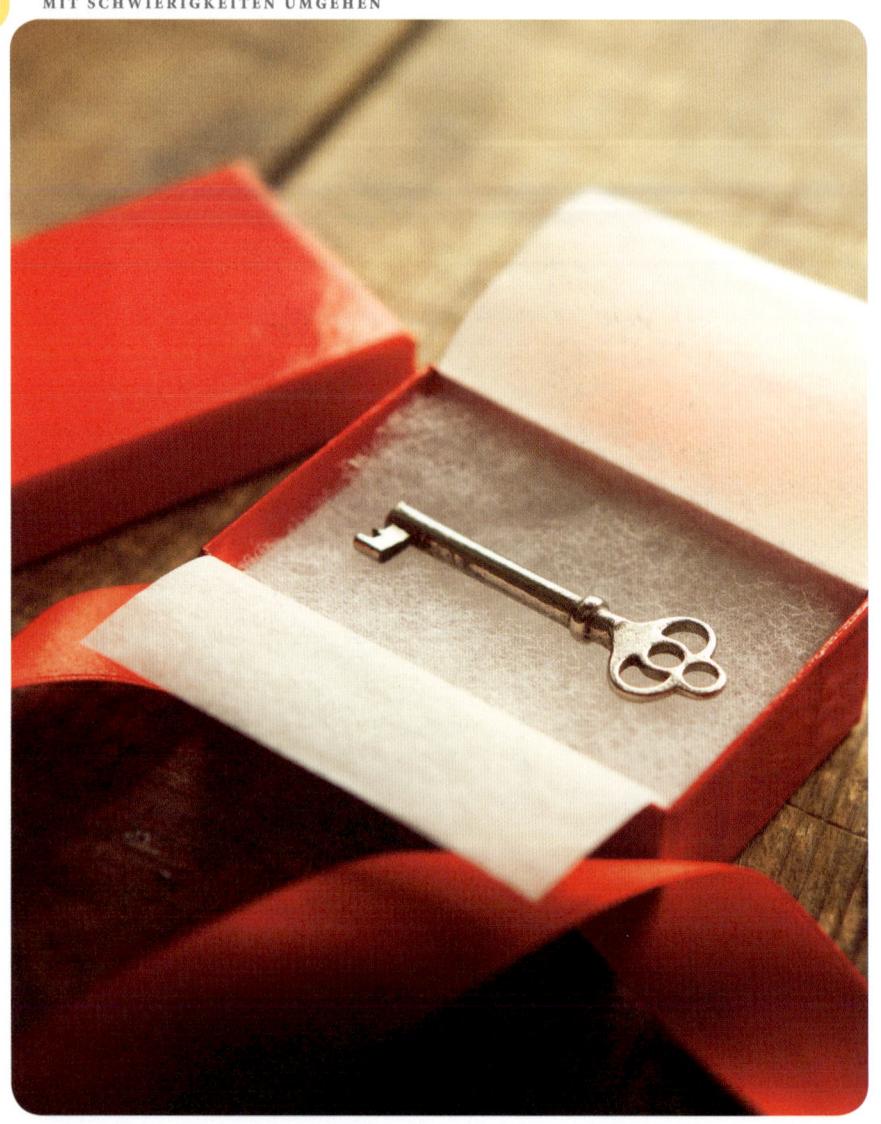

33 EIN SCHLÜSSEL ZUM LOSZULASSEN

Emotionale Schmerzen können sich genauso real anfühlen wie körperliche. Viele unserer psychologischen Wunden wurzeln in schwierigen Erinnerungen. Sie stören uns vielleicht nicht, wenn wir wach und beschäftigt sind, aber Sie können nachts auftauchen und unseren Schlaf beeinflussen. Auf Achtsamkeit basierende Stressreduktion lehrt uns, dass wir vergangene Schmerzen loslassen können. Wir können schmerzvolle Erinnerungen zwar nicht loswerden, aber wir können lernen, sie zu akzeptieren, damit Sie unser Bewusstsein nicht verdunkeln.

1 Machen Sie ein paar tiefe, reinigende Atemzüge und schließen Sie die Augen. Stellen Sie sich vor, dass Sie gespannt auf ein Paket warten, das den Schlüssel fürs Loslassen Ihrer vergangenen Verletzungen beinhaltet.

2 Das Paket kommt. Aber es ist so fest zusammengeschnürt, dass Sie es nicht öffnen können. Sie versuchen, die Knoten zu lösen, aber es nützt nichts.

3 Jetzt finden Sie eine Schere. Sie zerschneiden die Bänder und die Verpackung fällt auseinander. In Ihren Händen befindet sich der Schlüssel, nach dem Sie sich gesehnt haben.

WANN AM BESTEN

Die Bänder stellen die emotionseinschränkenden Verbindungen dar, die Sie von Friedlichkeit und Schlaf abhalten. Machen Sie diese Übung eine Stunde bevor Sie zu Bett gehen. Die schmerzhaften Erinnerungen werden beginnen, sich zu entwirren und wegzufallen.

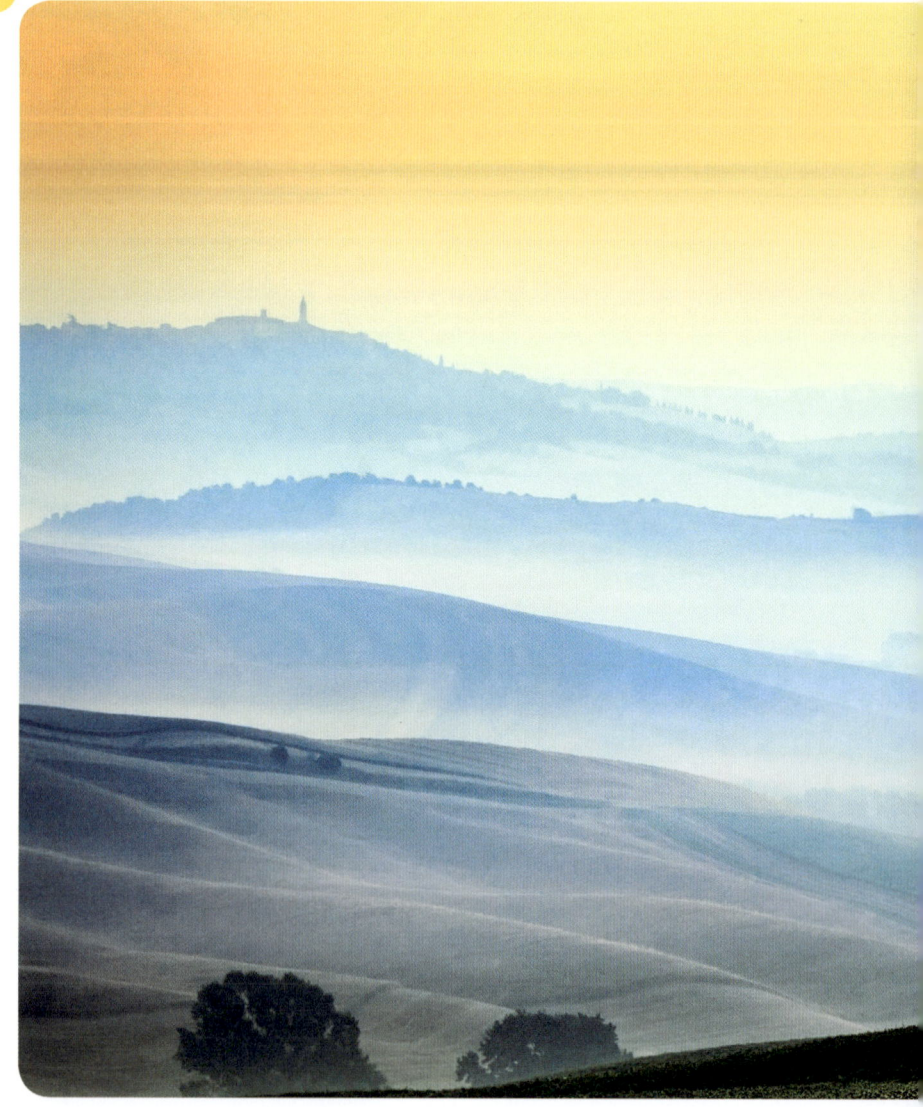

TOP-**FÜNF**-WEGE,
um emotionale Stabilität aufzubauen

Ersetzen Sie selbst-bestrafende Gedanken durch positive Selbstgespräche.

Genießen Sie die kleinen Freuden des Lebens.

Beginnen und beenden Sie jeden Tag mit einem Segen, einer Bestätigung oder einem dankbaren Gedanken.

Gestehen Sie sich selbst Anerkennung zu für das, was Sie erreicht haben.

Verbinden sie sich mit dem Moment, indem Sie sich auf Ihre Atmung konzentrieren.

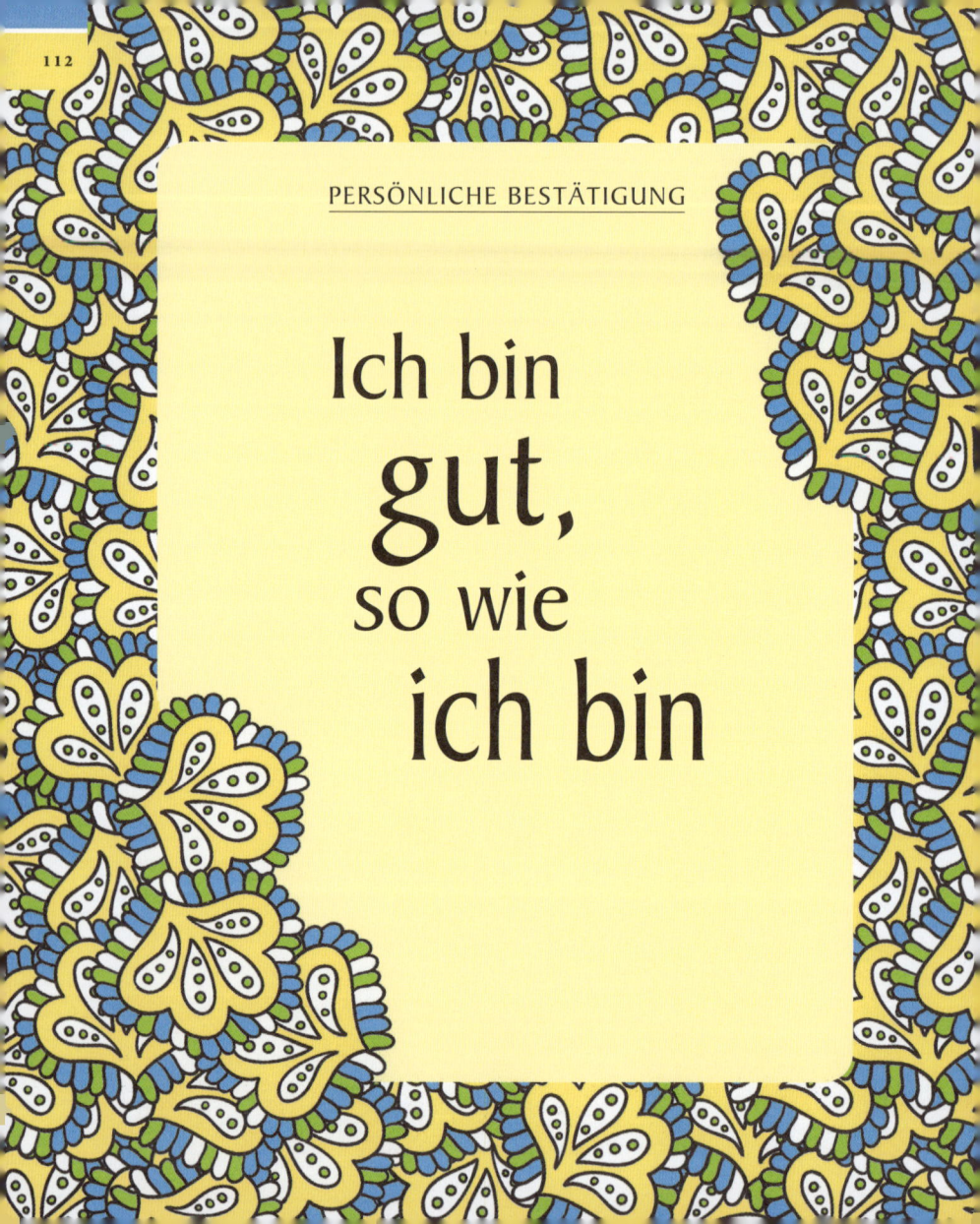

PERSÖNLICHE BESTÄTIGUNG

Ich bin gut, so wie ich bin

34 SICH SELBST AKZEPTIEREN

Sich schlecht zu fühlen und von sich selbst zu erwarten, perfekt zu sein, kann tagsüber unser Selbstbewusstsein schwächen und nachts Einfluss auf die Qualität unseres Schlafs haben. Hier ist eine Übung, die Selbstakzeptanz fördert: Sie basiert auf dem Konzept der „vernünftigen Erwartungen" aus dem emotionalen Gehirn-Training und ermutigt uns, uns selbst so anzunehmen, wie wir sind, anstatt uns mit fiktiven Idealvorstellungen zu vergleichen.

1 Wenn Sie bequem sitzen, kommen Sie in den Rhythmus Ihrer Atmung und schließen Sie sanft Ihre Augen. Stellen Sie sich vor, Sie stehen vor einem Spiegel und schauen sich an.

2 Kritisieren Sie nicht, was Sie sehen. Sie sind nicht perfekt, aber warum sollten Sie auch? Versuchen Sie, sich selbst mit realistischen Erwartungen zu betrachten. Wie fühlt sich das an?

3 Sagen Sie jetzt zu Ihrem Spiegelbild: „Ich bin gut, so wie ich bin." Wiederholen Sie diesen Satz immer wieder, während Sie sich im Spiegel vorstellen. Öffnen Sie danach Ihre Augen und umarmen Sie sich.

WANN AM BESTEN

Machen Sie diese Übung am Morgen und dann nochmals am Abend. Mit der Zeit werden Sie eine immer stärkere Verbindung zu sich selbst spüren. Sie können diesen Satz auch wiederholen, wenn Sie sich tatsächlich im Spiegel betrachten, morgens und abends.

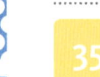

35 ÄRGER ABSTELLEN

Wenn Sie vor dem Schlafengehen verärgert sind, nutzen Sie die Techniken der kognitiven Verhaltenstherapie, um mit diesen störenden Emotionen fertig zu werden. Fragen Sie sich, ob Ihre Gefühle in Proportion zur „Beleidigung" stehen, lenken Sie Ihre Aufmerksamkeit auf eine Aktivität, die Sie ablenkt – ein flotter Spaziergang oder Ausmalen –, oder versuchen Sie es mit dieser Wut-entkräftigenden Übung. Studien zeigen, dass Wut erholsamen Schlaf stört: Wir wälzen uns im Bett und erhalten den benötigten REM-Schlaf nicht.

1 Schreiben Sie drei positive Sachen über die Person auf, auf die Sie wütend sind.

WANN AM BESTEN

Wenn Sie glauben, dass zu Hause Streit auf Sie wartet, machen Sie die Übung im Auto oder auf einer Parkbank, bevor Sie eintreten. Denken Sie daran: Ruhige Abende bedeuten, dass Sie Ihre Träume genießen können.

2 Denken Sie an eine Meinungsverschiedenheit in der Vergangenheit, die sie beseitigen konnten. Behalten Sie im Kopf, dass Unstimmigkeiten unvermeidbar sind, dass ein Streit aber auch geschlichtet werden kann.

3 Denken Sie an etwas Gutes, das diese Person für Sie (oder für jemand anderen) getan hat, und wie es sich für Sie angefühlt hat oder wie es sich angefühlt hat, das mitzubekommen.

4 Stellen Sie sich vor, dass sie sich wieder vertragen und den Abend mit lieben Worten oder einer Umarmung beenden.

Versuchen Sie's: Machen Sie die Mal-Übung auf der nächsten Seite, um sich zu beruhigen.

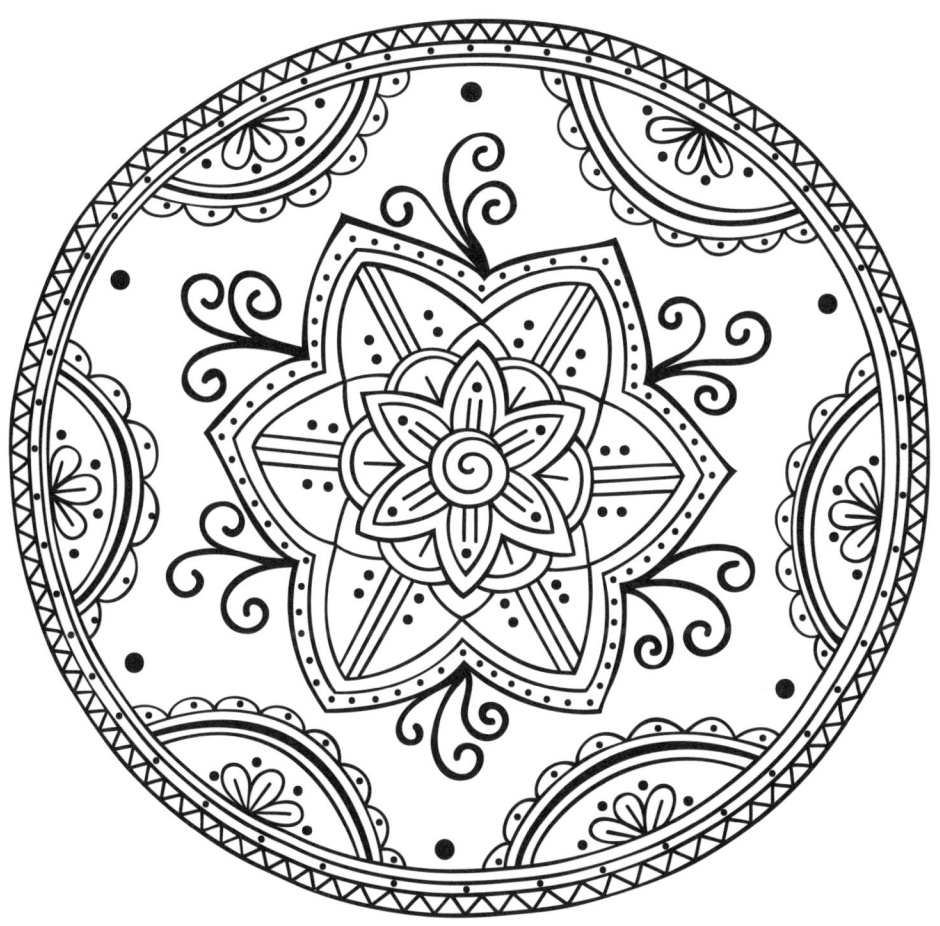

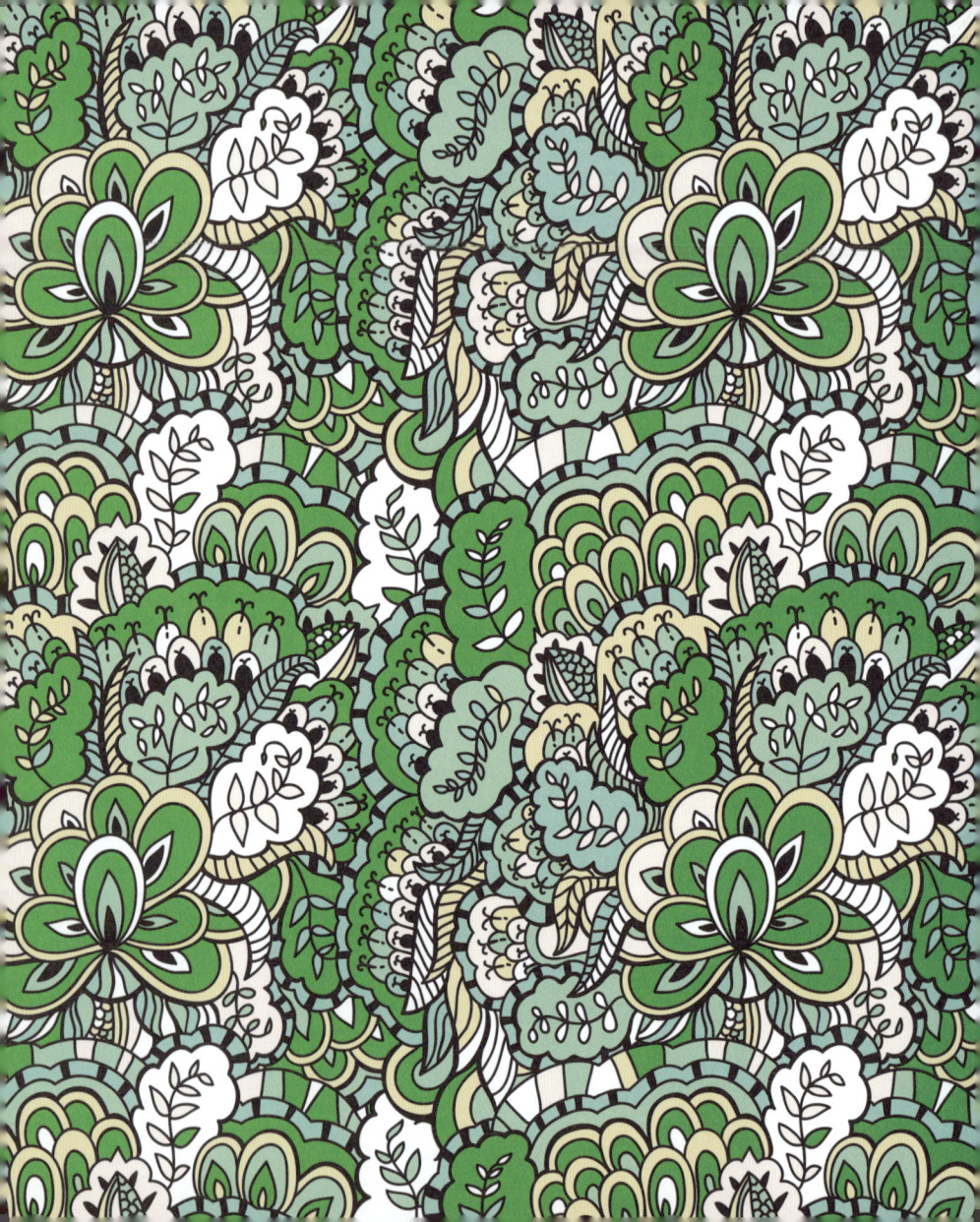

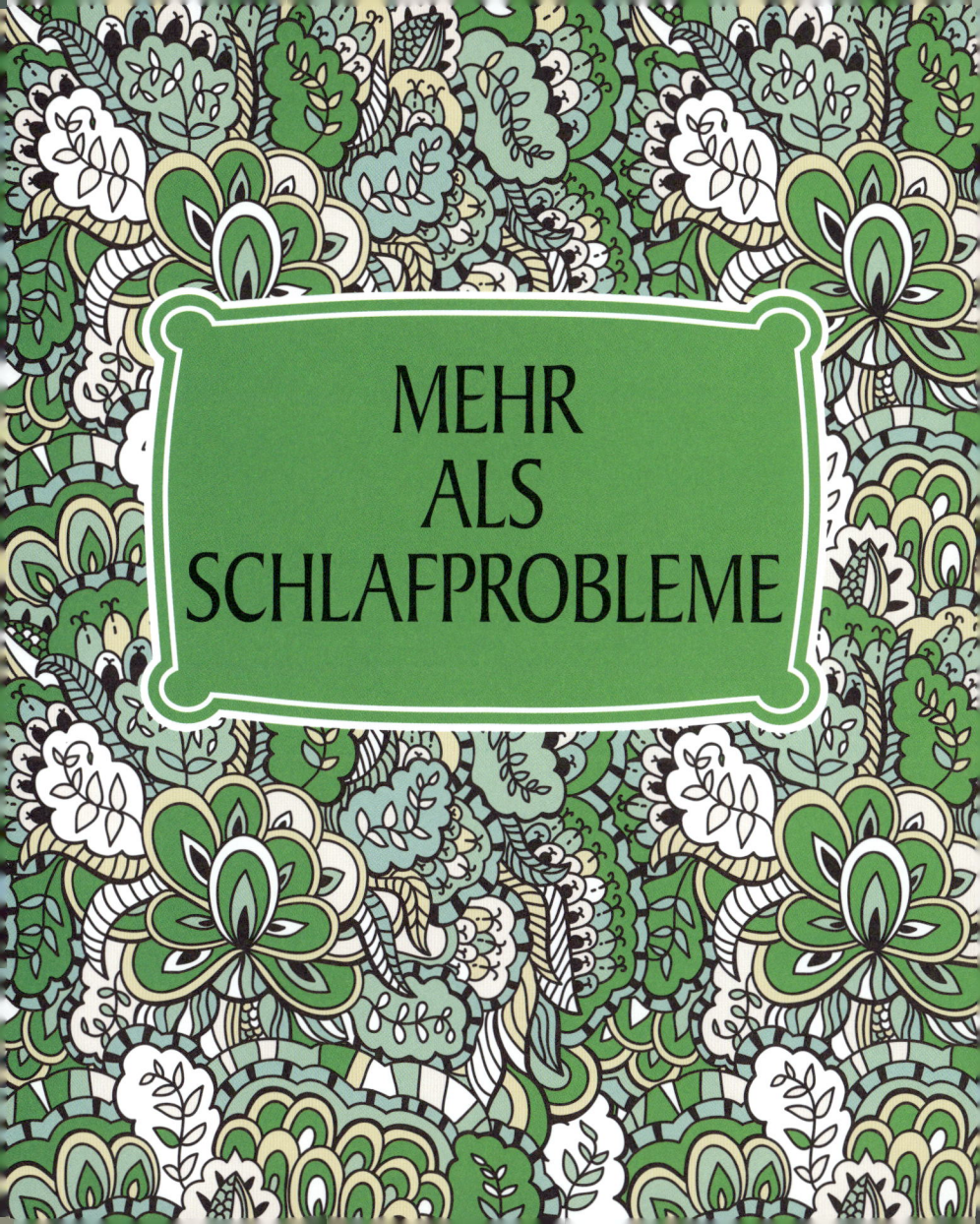

MEHR
ALS
SCHLAFPROBLEME

Jeder Mensch hat ein anderes Schlafbedürfnis. Manche brauchen mehr Schlaf als andere. Junge Leute – Kinder und Teenager – brauchen sicherlich mehr Schlaf als Erwachsene, die wiederum mehr Schlaf brauchen als alte Leute. Es ist natürlich, dass man weniger schläft, je älter man wird. Wenn Sie allerdings die halbe Nacht wach liegen, mehrmals in der Nacht aufwachen oder so sehr an Schlafmangel leiden, dass Sie tagsüber einschlafen, haben Sie vermutlich eine Schlafstörung, wie Atemstörungen beim Schlafen oder gesundheitliche Schlafprobleme. Zusätzlich zu den Übungen in diesem Buch sollten Sie Ihren Arzt aufsuchen, um professionellen Rat zu bekommen.

Einige Schlafprobleme bestehen aufgrund äußerer Umstände. Kreisläufe in der Natur, wie die Mondphase und die Jahreszeiten, aber auch schmerzvolle Ereignisse, wie ein Trauerfall, können den Schlaf beeinflussen. In diesem Kapitel finden Sie Übungen und Visualisierungen, die Ihnen helfen sollen, zu schlafen, wenn Sie mit Situationen konfrontiert werden, die Ihren Schlaf beeinflussen, die Sie aber kontrollieren können.

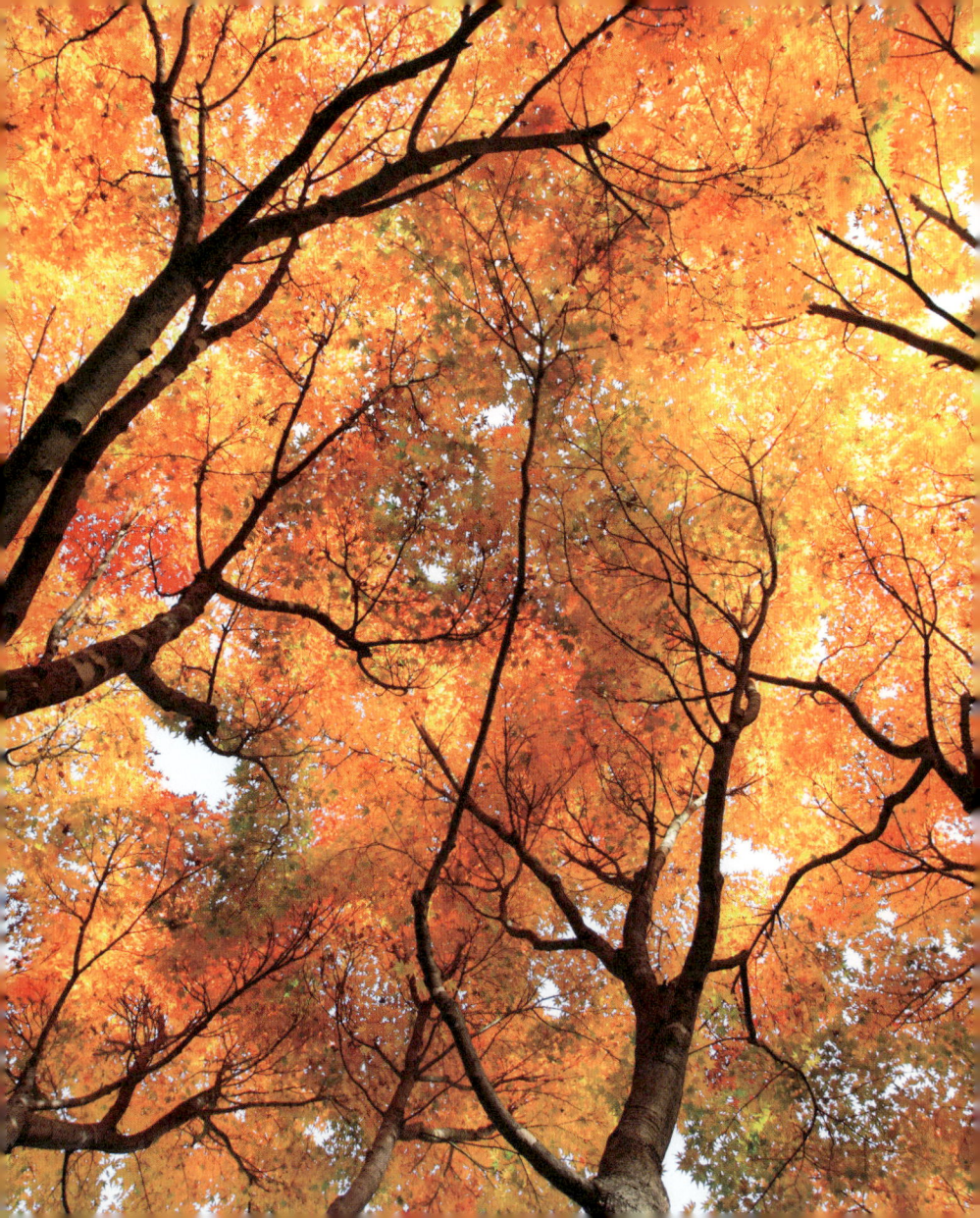

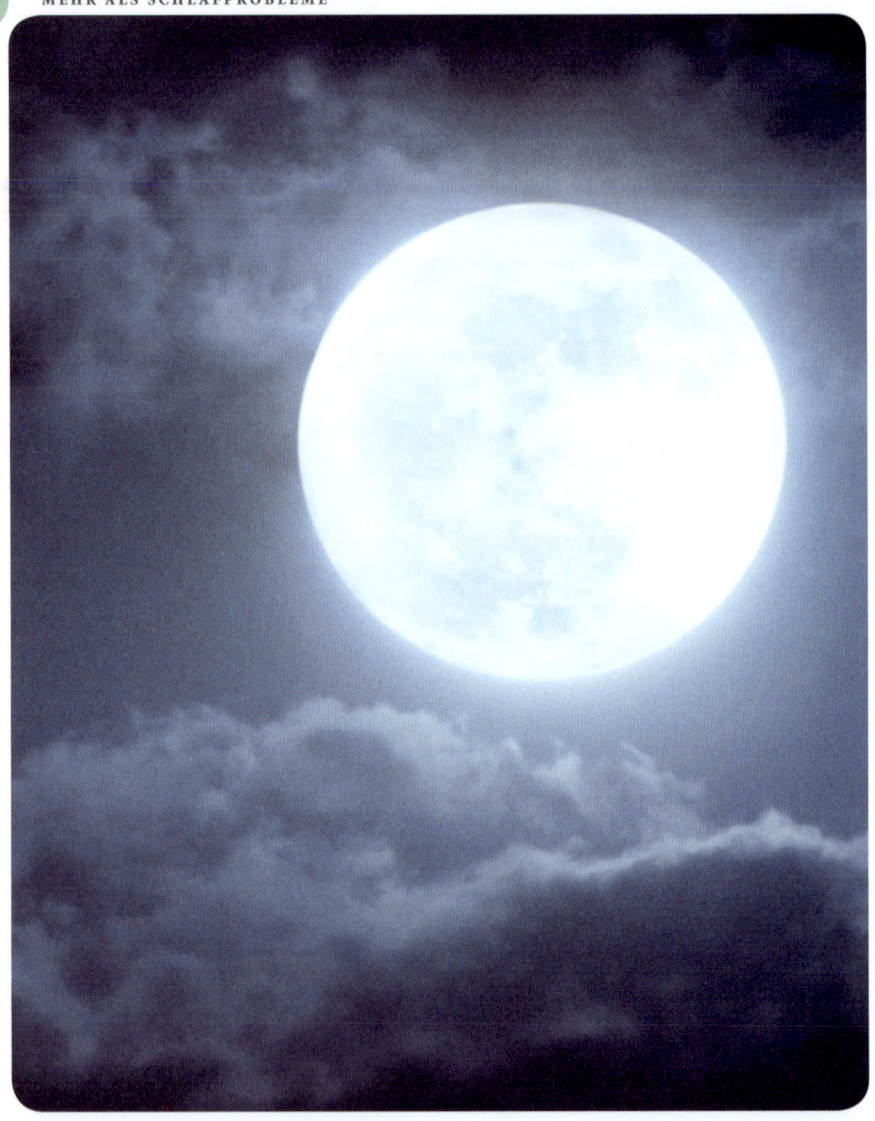

36 ÜBER DEM MOND

Im Laufe der Geschichte haben Menschen immer wieder festgestellt, dass Vollmond Schlaflosigkeit hervorrufen kann. Jetzt gibt es sogar einen wissenschaftlichen Nachweis dafür. Eine Studie, durchgeführt an der Universität Basel in der Schweiz, hat herausgefunden, dass die Teilnehmer zu Vollmond geringere Mengen an Melatonin – dem „Schlafhormon" – aufgewiesen haben. Sie benötigten länger, um einzuschlafen, und wachten früher auf. Hier ist eine Achtsamkeitsübung, die dabei hilft, dem Aufwach-Effekt des Mondes entgegenzuwirken

1 Schließen sie die Augen und stellen Sie sich den Vollmond vor, wenn Sie heute ans Schlafengehen denken.

2 Stellen Sie sich vor, der Mond wird größer und größer, bis er den ganzen Nachthimmel bedeckt. Er macht alles hell wie das Tageslicht – oder noch heller.

3 Lassen Sie den Mond jetzt wieder schrumpfen, hören Sie aber nicht auf, wenn er seine natürliche Größe erreicht hat. Machen Sie den Mond zu einem kleinen Lichtpunkt, wie ein weit entfernter, unbedeutender Stern. Während der Mond abnimmt, bemerken Sie, dass sich Ihr Körper schläfriger anfühlt und auch Ihr Geist zur Ruhe gekommen ist.

WANN AM BESTEN

Machen Sie diese Übung, wenn der Vollmond naht. Machen Sie sie am Abend, bevor Sie ins Bett gehen.

WAS HILFT

Gehen Sie sicher, dass Ihr Schlafzimmer komplett abgedunkelt ist, indem Sie Vorhänge oder Rollläden verwenden.

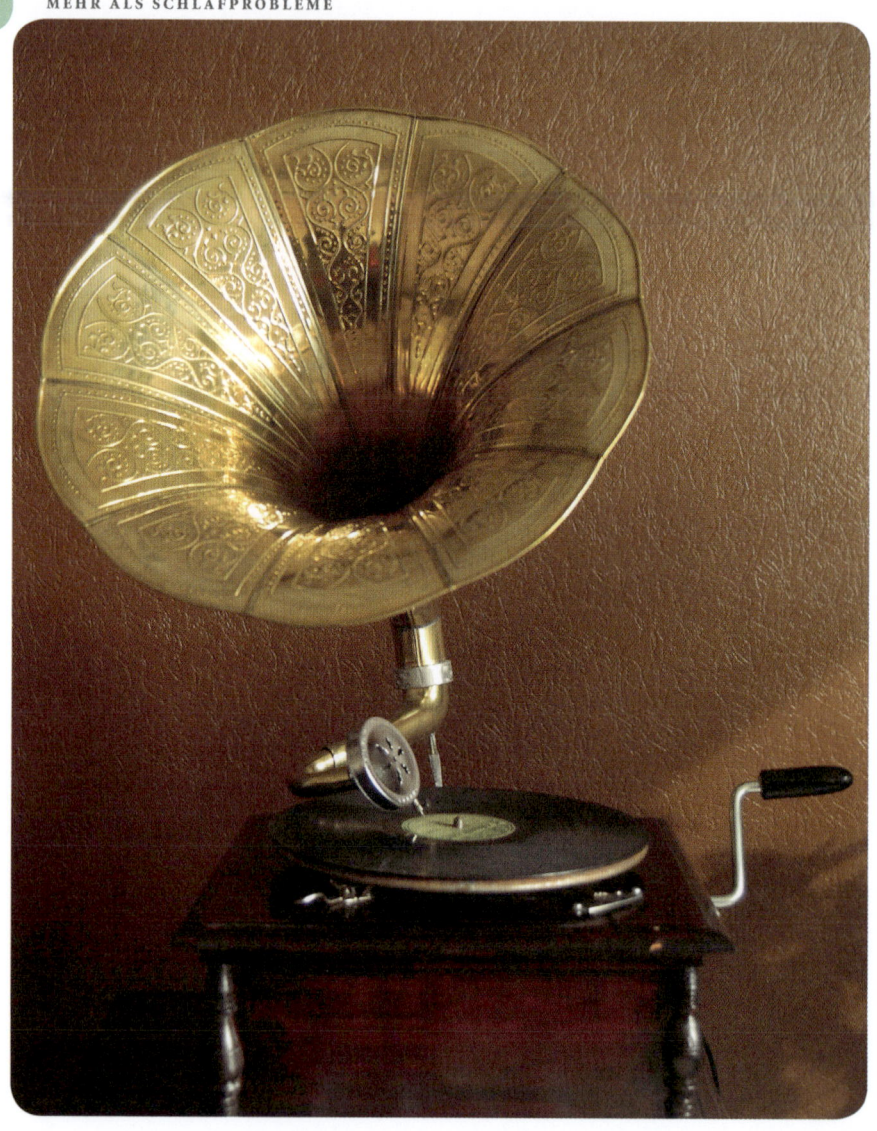

37 SICH ZUR MUSIK BEWEGEN

Falls Sie schon einmal das Gefühl hatten, sich im Bett nicht bewegen zu können, sind Sie nicht alleine. Schlafstarre ist ein anerkanntes Phänomen. Meistens ist es ein Zeichen für Stress oder Schlafmangel. Die besten Hilfsmittel sind mehr Schlaf und besser mit Panikgefühlen umzugehen. Diese Visualisierung basiert auf einer Strategie der kognitiven Verhaltenstherapie: etwas ganz anderes tun und denken, als man fühlt. In diesem Fall stellen Sie sich vor, dass Sie sich bewegen können.

1 Bleiben Sie ruhig. Versuchen Sie, sich wohlzufühlen. Sagen Sie sich, dass alles in Ordnung ist.

2 Stellen Sie sich vor, dass sie Ihre liebste Melodie auf dem Klavier spielen. Es macht nichts, wenn Sie sie in Wirklichkeit nicht spielen können. Gehen Sie einfach die Bewegungen durch. Es kann helfen, sich vorzustellen, dass die Musik im Hintergrund spielt, vielleicht auf einem alten Grammophon, um das Bild lebendiger zumachen. Schließen Sie die Augen und spielen Sie die Töne noch einmal. Bewegen Sie die Finger im Takt zur Musik in Ihrem Kopf.

WANN AM BESTEN

Machen Sie diese Übung regelmäßig, damit Sie zu Ihrer zweiten Natur wird. Es ist eine Möglichkeit, sich selbst daran zu erinnern, dass man sich bewegen kann und beim Aufwachen oder Einschlafen keine Angst vor Schlafstarre haben muss.

3 Öffnen Sie Ihre Augen und bewegen Sie Ihre Zehen zur Musik. Wiederholen Sie es jetzt mit geschlossenen Augen.Ihre Finger bewegen sich, genau wie Ihre Zehen. Denken Sie daran: Das können Sie tun, wenn Sie befürchten, sich nicht bewegen zu können.

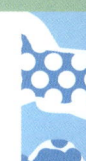

38   DEN KANAL WECHSELN

Hier kommt eine Übung, die Ihnen dabei helfen kann, abzuschalten, wenn Sie sich beim Schlafengehen mit schrecklichen, angsteinflößenden Bildern herumschlagen. Sie können sie auch nutzen wenn Sie an Nachtangst (Pavor nocturnus) leiden. Meistens sind Kinder davon betroffen, aber auch Erwachsene können es erleben. Dieses Phänomen liegt meist dann vor, wenn man Migräne hat, gestresst ist oder an Schlafmangel oder Fieber leidet. Pavor nocturnus tritt oft gemeinsam mit anderen Schlafstörungen, wie nächtlichen Bewegungsstörungen und Atemstörungen, auf.

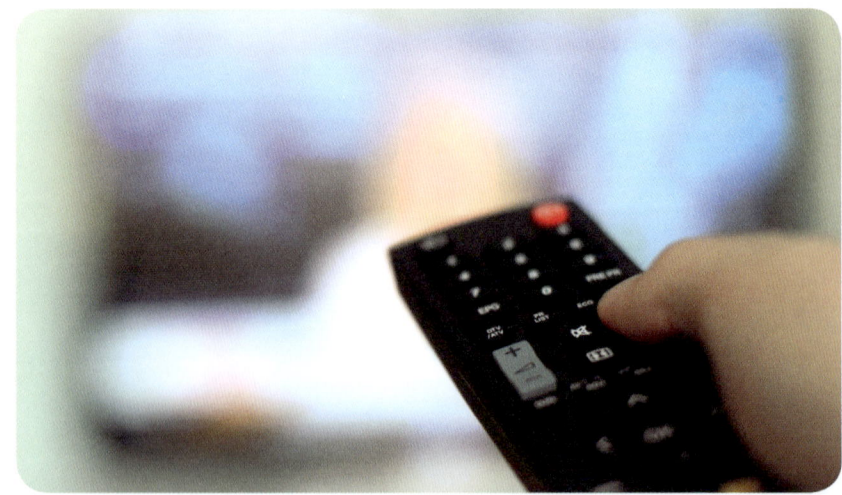

1 Setzen Sie sich hin, schließen Sie die Augen und stellen Sie sich vor, Sie würden fernsehen. Machen Sie sich klar, dass alle verfügbaren Kanäle Ihre unbewussten Gedankenströme repräsentieren.

2 Stellen Sie sich vor, sie schalten von Kanal zu Kanal. Sie stellen fest, dass um diese Uhrzeit schaurige Sendungen zu sehen sind, die Mord, Zerstörung und dergleichen zeigen. Ihre Aufmerksamkeit bleibt einen Moment lang bei einem dieser Programme hängen. Dann erinnern Sie sich aber, dass Sie die Fernbedienung in der Hand haben und abdrehen können.

3 Sie wechseln zu einem Kanal mit fröhlicher Szene, in der Menschen lachen und die Zeit im Garten genießen. Sie bemerken, dass das auch in Ihnen eine ähnliche Veränderung bewirkt: Ihr Körper und Ihr Gehirn sind jetzt entspannter und Sie lächeln vor Freude.

4 Bevor Sie die Augen öffnen, werfen Sie einen Blick auf die imaginäre Fernbedienung und denken Sie daran, dass sie bei Ihnen ist, egal, ob Sie schlafen oder wach sind.

WANN AM BESTEN

Machen Sie diese Übung zumindest zehn Minuten lang, bevor Sie ins Bett gehen. Sie werden sehen, dass Ihr Geist viel entspannter ist, wenn Sie schnell einschlafen. Mit der Zeit werden Sie feststellen, dass Ihre Schlafangst durch süße Träume ersetzt wird.

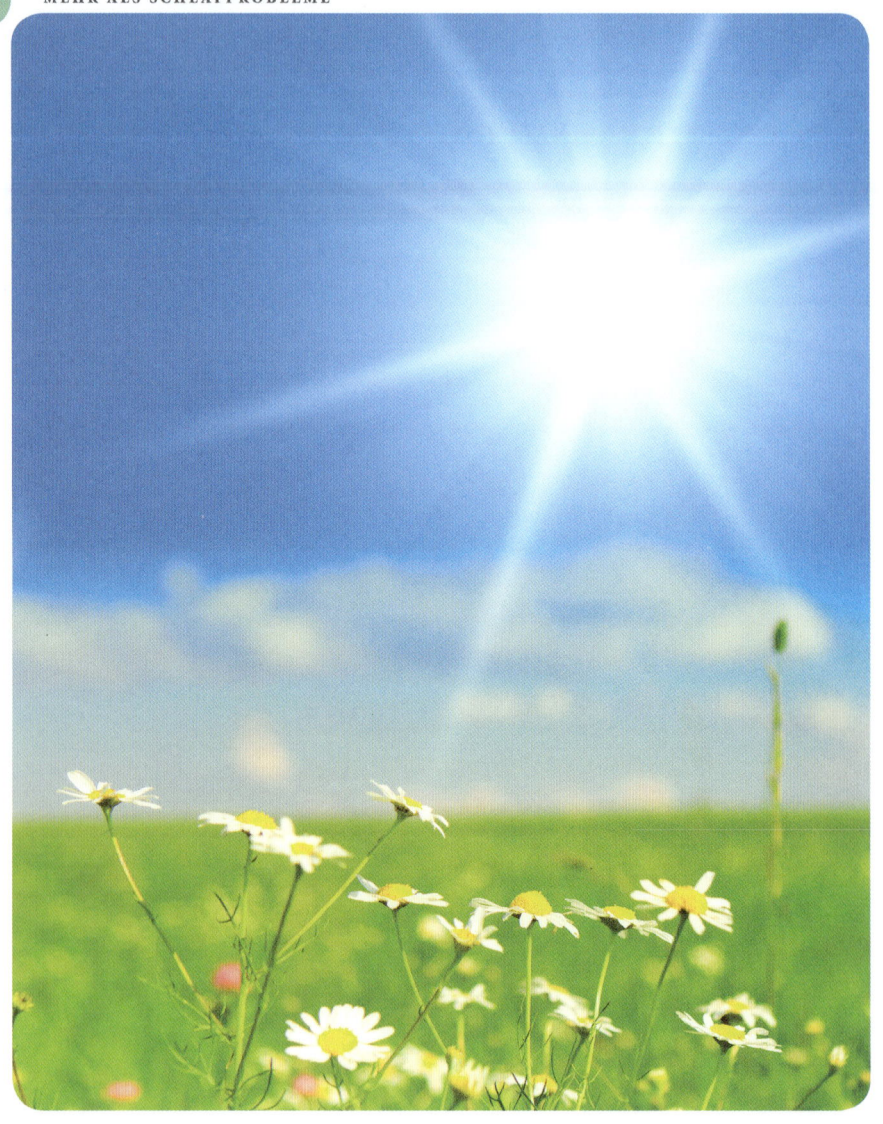

39 DIE WINTERDEPRESSION EMPFANGEN

Wenn Sie bemerken, dass Sie im Herbst und Winter schlechter schlafen, haben Sie möglicherweise eine saisonal-affektive Störung, auch Winterdepression genannt. Menschen mit dieser Störung haben große Mengen an Melatonin, dem Schlafhormon. Wenn es am Morgen noch dunkel ist, wollen die Betroffenen weiterschlafen, was jedoch den normalen Schlafrhythmus stört. Diese Sonnenschein-Visualisierung ist ein natürlicher Weg, um Winterdepression zu bekämpfen.

1 Setzen Sie sich hin und schließen Sie die Augen, wenn die Sonne untergeht. Stellen Sie sich vor, Sie wären draußen, am längsten und sonnigsten Tag des Jahres. Es weht eine leichte Brise, aber sie spüren die wohltuende Wärme der Sonne auf Ihrem Gesicht und lieben es.

2 Schauen Sie hinauf in den Himmel. Sie sehen die strahlende, heiße Sonne, die auf Sie hinabscheint und Sie spüren sie jetzt noch intensiver. Ihr Körper scheint sich stundenlang in der Hitze der Sonne gewärmt zu haben. Sie strahlen wie die Sonne. Sie spüren sie in jedem Teil Ihres Körpers. Es scheint, als wäre sie tief in Sie eingesunken.

3 Wenn Sie die Augen öffnen, fühlen Sie sich, als wären Sie in der Sonne geküsst worden. Selbst jetzt, in der Abenddämmerung des Winters, sind Sie von Sonnenlicht durchflutet.

WANN AM BESTEN

Machen Sie die Übung jeden Tag. Visualisierungen sind nur eine Möglichkeit, um saisonal-affektive Störungen zu bekämpfen. Es ist wichtig, viel Zeit draußen zu verbringen, um von den Vorteilen des natürlichen Sonnenlichts zu profitieren. Machen Sie jeden Tag einen 20-minütigen Spaziergang, auch (oder gerade) dann, wenn Sie sich nicht danach fühlen. Schwere Fälle von Winterdepression benötigen möglicherweise eine Behandlung mit Lichttherapie und Medikamenten.

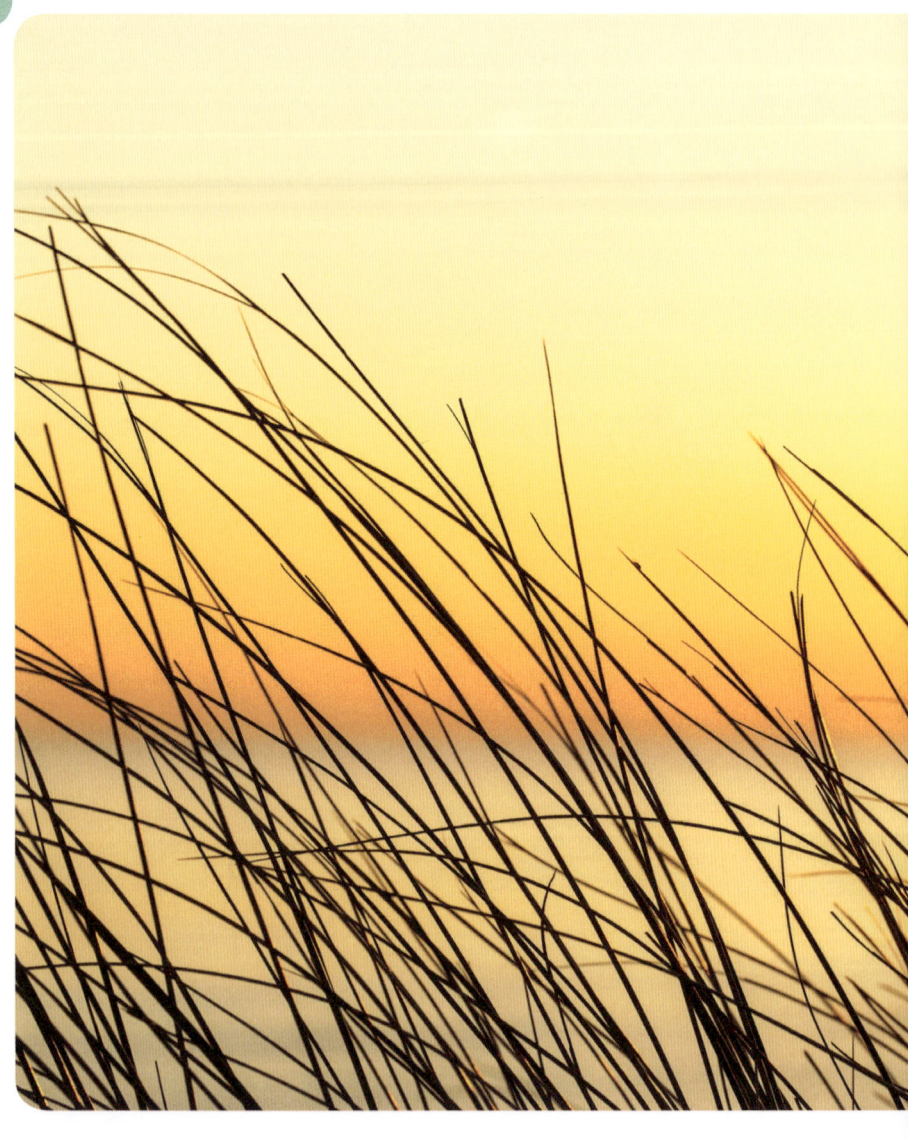

TOP-**FÜNF**-WEGE,
um Ihren Schlaf zu verbessern

Suchen Sie sich medizinische Hilfe gegen Schnarchen.

Ernähren Sie sich ausgewogen und achten Sie auf ein gesundes Gewicht.

Machen Sie regelmäßig Sport.

Gehen Sie zum Arzt, wenn Sie öfter Schlafprobleme haben.

Halten Sie Ihre Nickerchen in Grenzen.

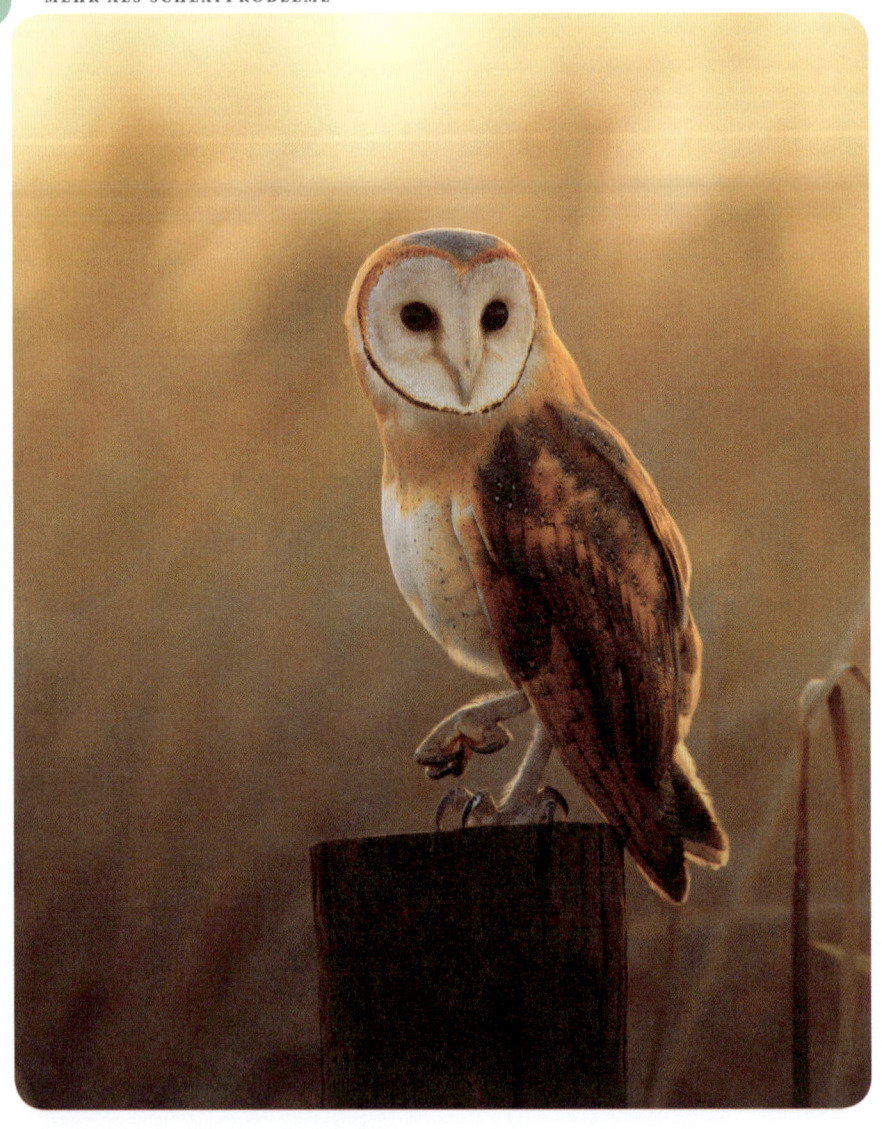

40 DIE NACHTEULE

Hier ist eine Visualisierung, die Ihnen hilft, wenn Sie wegen Schlaflosigkeit oder Schlafproblemen von sich selbst genervt sind. Der Schlüssel, um Schlaf auf natürliche Weise hervorzurufen, ist, sich selbst nicht dazu zu drängen oder sich wegen Schlaflosigkeit zu kritisieren – das funktioniert nicht. Stattdessen können Sie Akzeptanz nutzen, ein zentraler Aspekt der Achtsamkeit, um sich selbst den Schlaf zu ermöglichen.

1 Schließen Sie die Augen und stellen Sie sich eine Nachteule vor, wenn Sie heute ans Schlafengehen denken. Sie sitzt auf dem Ast einen nahegelegenen Baumes und blickt Sie finster mit ihren dunklen Augen an. Aber sie ist nicht still. Die Eule krächzt und heult so laut, dass es für Sie unmöglich ist zu schlafen, obwohl Sie todmüde sind.

2 In blanker Verzweiflung, schreien Sie die Eule an, dass sie aufhören soll. Aber sie kreischt weiter. Dann kommt Ihnen ein Gedanke: Die Eule macht nur das, was Eulen eben tun. Sie möchte genauso krächzen, wie Sie schlafen wollen. Daher sagen Sie, teilweise zu sich und teilweise zur Eule: „Ok. Wir sind beide hier. Lassen wir's gut sein."

3 Sie werden sofort ruhiger und die Eule seltsamerweise auch. Auf einmal herrscht Stille und die Eule fliegt in die Nacht davon.

WANN AM BESTEN

Machen Sie diese Übung fünf Minuten lang, bevor Sie zu Bett gehen, und nachts, wenn Sie wach liegen. Achten Sie darauf, wie schnell Ihr innerer „Schlaf-Kritiker" wegfliegt, so wie die Eule.

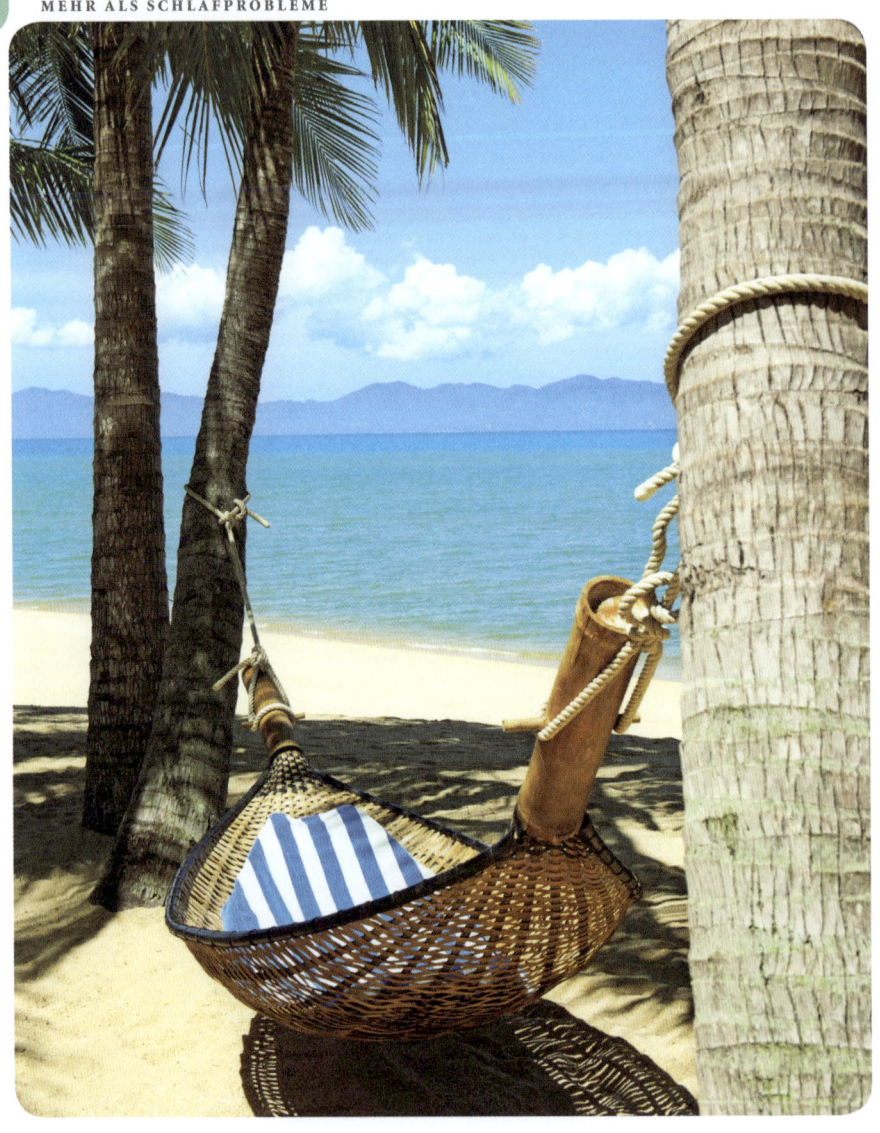

41 LIEBEN SIE IHR BETT

Wenn Sie jemanden verlieren, den Sie lieben, kann Ihr Bett ein Ort werden, an dem Sie diesen Verlust am intensivsten spüren. Die Techniken des emotionalen Gehirn-Trainings können uns dabei helfen, das Bett umzuorganisieren und umzugestalten; als einen Ort der Sicherheit und Zuflucht. Schlaf ist essenziell im Heilungsprozess und das ist ein Schritt in die richtige Richtung.

1 Finden Sie einen bequemen Platz, um sich hinzusetzen. Schließen sie die Augen und stellen Sie sich vor, dass Sie gerade viele Kilometer zu Fuß gegangen sind. Endlich sind Sie an einen Ort gelangt, der ruhig, angenehm, warm und weich ist. Es kann ein Zimmer sein, ein Platz im Freien, ein Heuboden oder ein Strand.

2 Wunderschöne Musik klingt von irgendwo her aus der Nähe. Das ist ein wunderbarer Ort und er fühlt sich sicher an – der sicherste Platz auf Erden.

3 Sie haben einen so langen Weg hinter sich, dass Sie sich entscheiden, kurz auszuruhen. Sie legen sich hin und strecken sich. Sie entspannen sich und bevor Sie es bemerken, sind Sie eingeschlafen.

4 Während Sie ihr gemütliches, imaginäres Nicker-chen genießen, bringen Sie das Bild eines sicheren Ortes heute Nacht mit in Ihr Bett.

WANN AM BESTEN

Machen Sie diese Übung jeden Tag, bevor Sie ins Bett gehen, 30 Tage lang. Sie werden sich mit der Zeit darauf freuen, alleine zu schlafen, und Ihr Bett wieder als behaglich und einladend empfinden.

 42 LAUTSTÄRKE REDUZIEREN

Diese Übung kann Ihnen helfen, wenn sie an chronischen Schmerzen leiden, die Ihren Schlaf beeinflussen. Die erste Anlaufstelle, um mit Schmerzen umzugehen, ist immer Ihr Arzt, aber mentale Bilder sind bekanntermaßen hilfreich, weil sie Anspannungen und Verstimmungen lösen können, die Schmerzen verschlimmern. Zeitintensive Aktivitäten, wie Ausmalen, können ebenfalls hilfreich sein für Leute mit Schmerzen, da sie von den Qualen ablenken.

WANN AM BESTEN

Machen Sie die Übung nachts, wenn Sie von Schmerzen geweckt werden, oder vor dem Schlafengehen, wenn sie Sie am Einschlafen hindern. Vielleicht hilft Ihnen auch die Body-Scan-Übung auf Seite 148. Schmerz-Kontroll-Übungen können jederzeit gemacht werden. Sie sollten sich jedoch immer medizinischen Rat holen, wenn es um die Ursache und die Handhabung der Schmerzen geht.

1 Machen Sie es sich so gemütlich wie möglich und konzentrieren Sie sich auf Ihre Atmung. Es kann helfen, beim Einatmen „Ent-" und beim Ausatmen „-spannen" zu sagen. „Ent-spannen".

2 Wenn Sie bereit sind, rufen Sie sich ein irritierendes Geräusch ins Gedächtnis, das für die Schmerzen steht, die Sie fühlen. Das Geräusch einer Bohrmaschine oder eine Feuersirene. Versuchen Sie, dieses laute und unangenehme Geräusch im Ohr zu haben.

3 Stellen Sie sich jetzt vor, dass Sie leiser drehen können. Stellen Sie sich vor, dass Geräusch wird immer leiser in Ihrem Kopf, bis Sie es kaum noch wahrnehmen können.

Versuchen Sie's: Nutzen Sie die Mal-Übung auf der gegenüberliegenden Seite, um sich von den Schmerzen abzulenken.

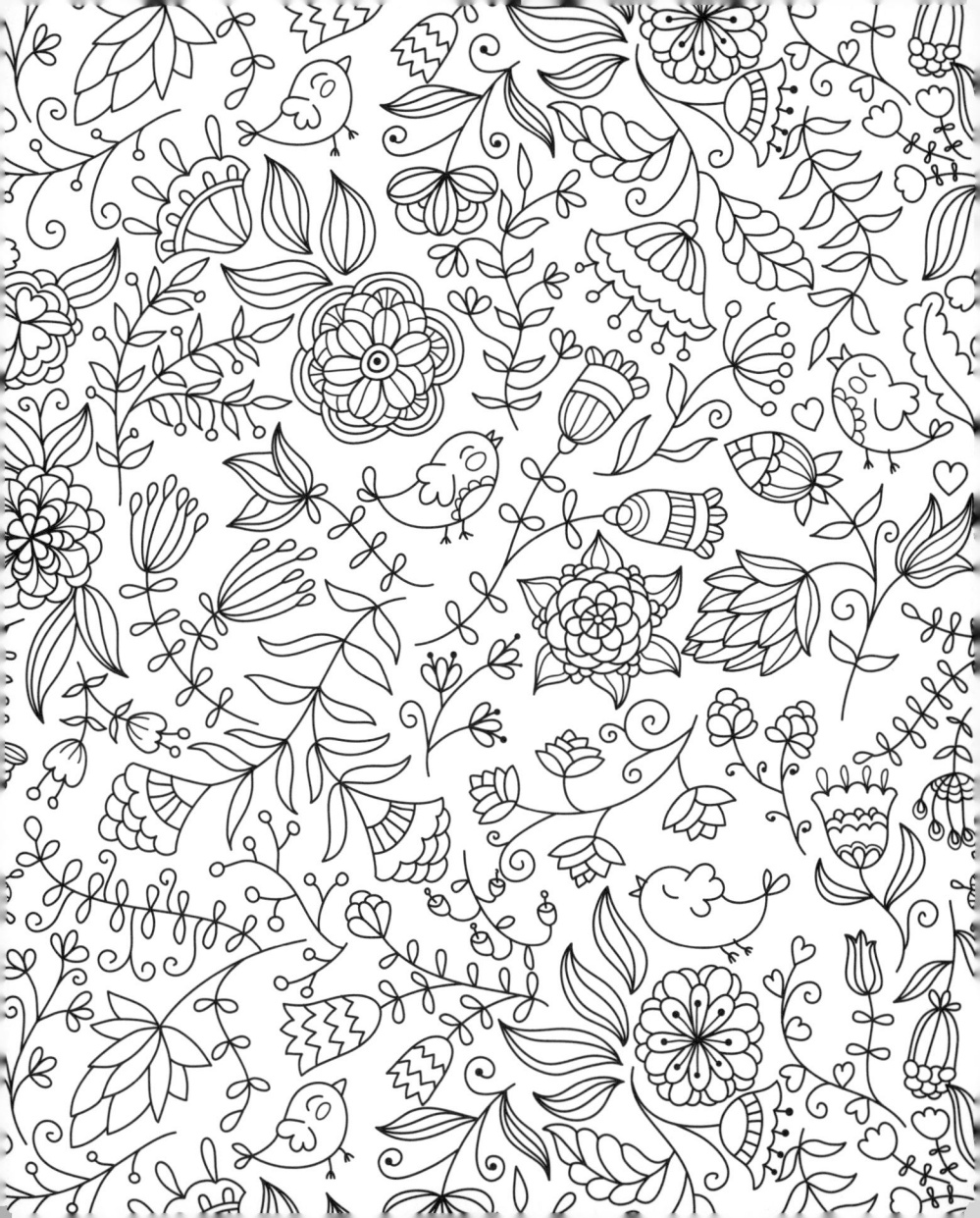

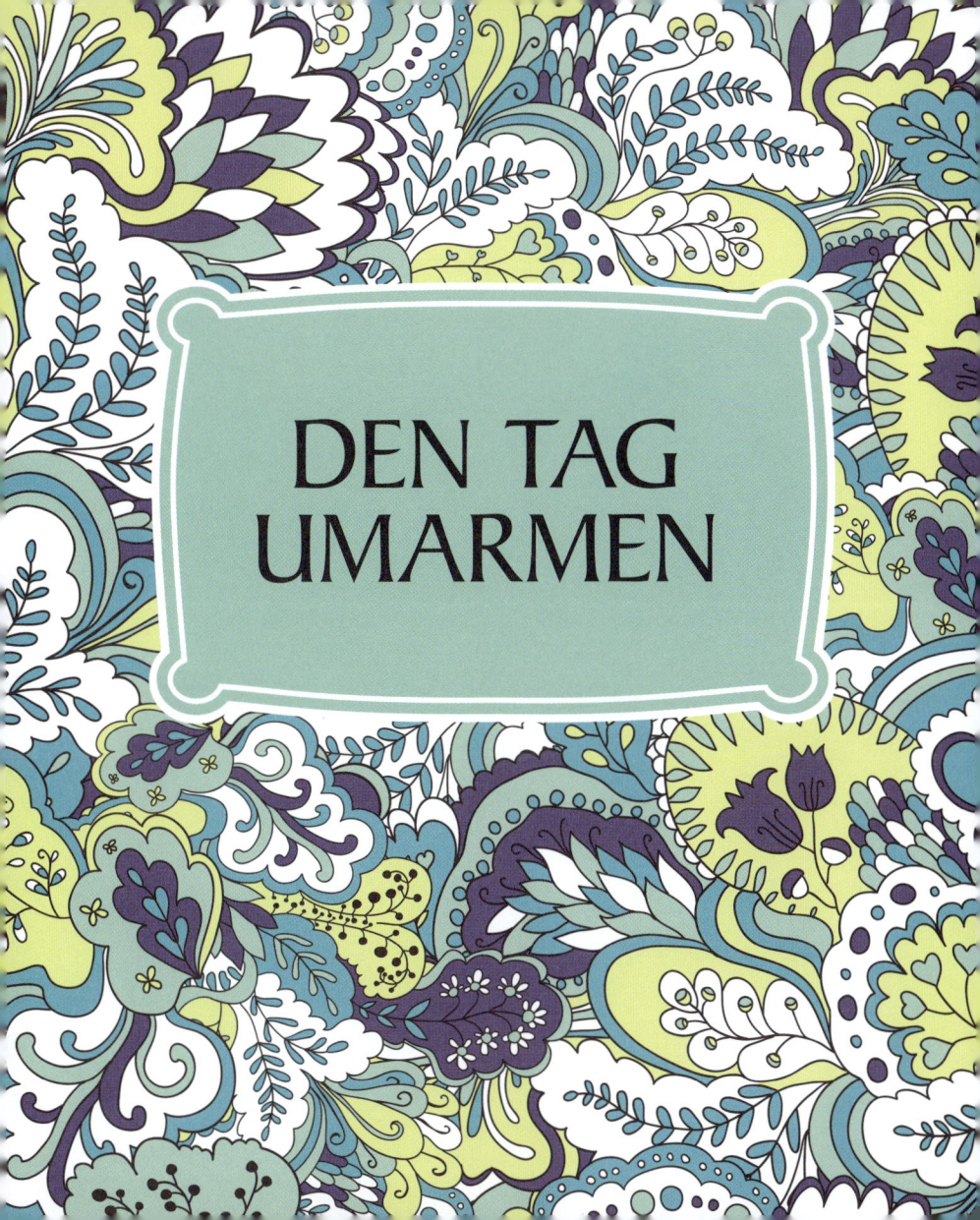

DEN TAG
UMARMEN

Die Qualität unseres Schlafs hat eine natürliche Auswirkung darauf, wie unser nächster Tag wird. Umgekehrt hat auch die Art und Weise, wie wir den Tag verbringen, Einfluss darauf, wie wir in der Nacht schlafen. Es gibt einfache Maßnahmen, die wir morgens ergreifen und zur Routine machen können, die uns dabei helfen, sicherzustellen, dass wir gut schlafen. Wir können darauf achten, früher aufzustehen, und sichergehen, dass wir immer zur gleichen Zeit aufstehen. Diese zusätzliche Stunde zu Beginn des Tages kann genügen, um am Abend müde genug zu sein, um schlafen zu gehen (und sie kann wunderbar produktiv sein).

Es ist bekannt, dass die erste Mahlzeit des Tages eine Kettenreaktion in unserer Ernährung auslöst. Es ist wichtig, dass sie gut und nahrhaft ist, um spätere Koffein- oder Zuckeranfälle zu vermeiden, die den Schlaf stören. Achten Sie darauf, dass Ihre innere Uhr weiß, dass Tag ist: Verbringen Sie jeden Tag so viel Zeit wie möglich an der frischen Luft und in natürlichem Licht. Das letzte Kapitel versorgt Sie mit Übungen, um diese und andere Tageslicht-Strategien umzusetzen und dadurch fester zu schlafen.

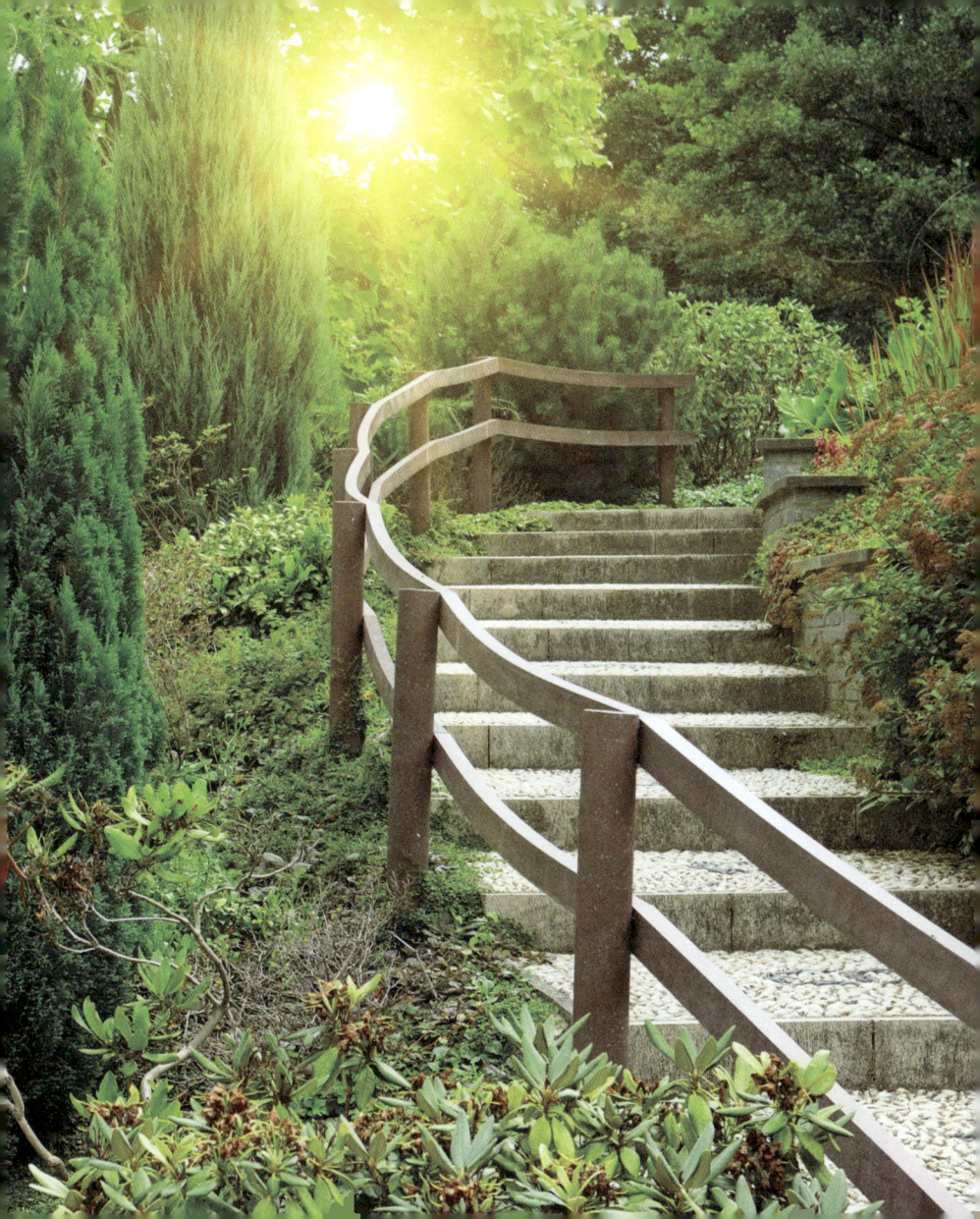

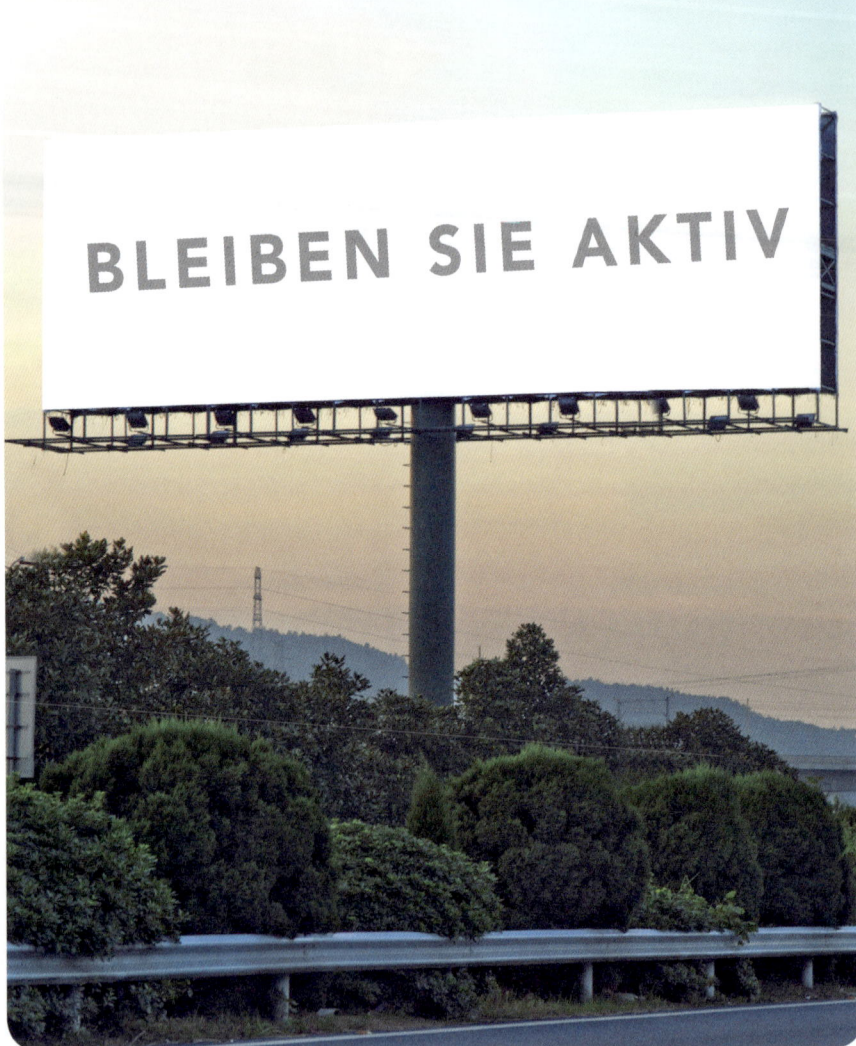

43 DIE ZEICHEN ERKENNEN

Ob es uns gefällt oder nicht, manchmal funktionieren wir nicht richtig, wenn wir nicht genug geschlafen haben. Das kann gelegentlich der Fall sein, wenn wir bis spät in die Nacht arbeiten müssen, um etwas fertigzustellen. Oder wir haben ein ungelöstes Schlafproblem. Wie auch immer, kognitive Verhaltenstherapeuten können helfen. Etwas, das bei dieser Art der Therapie gemacht wird, ist sich selbst zu sagen, was man tun sollte, indem man es aufschreibt. Es ist unglaublich, welchen Unterschied eine mentale Liste für unser Verhalten macht.

1 Stellen Sie sich vor, Sie fahren fröhlich eine Autobahn entlang. Abgesehen von Ihrem Auto ist die Straße leer.

2 Ungefähr nach jedem Kilometer steht ein Schild. Jedes Schild trägt eine andere Botschaft in riesigen Lettern. Sie bemerken sie, während Sie vorbeifahren. Da steht: MEDITIEREN SIE, dann SONNEN SIE SICH, dann TRINKEN SIE WASSER, dann BLEIBEN SIE AKTIV.

3 Nach dem vierten Schild ist einige Kilometer lang Pause und dann beginnen die Schilder wieder von Neuem in derselben Reihenfolge. Nach ein paar Kilometern können Sie sie auswendig: MEDITIEREN SIE, SONNEN SIE SICH, TRINKEN SIE WASSER, BLEIBEN SIE AKTIV.

WANN AM BESTEN

Machen Sie diese Übung, wenn Sie sich zu schläfrig fühlen, um zu arbeiten. Verpflichten Sie sich dazu, während des Tages zu tun, was auf den Schildern steht.

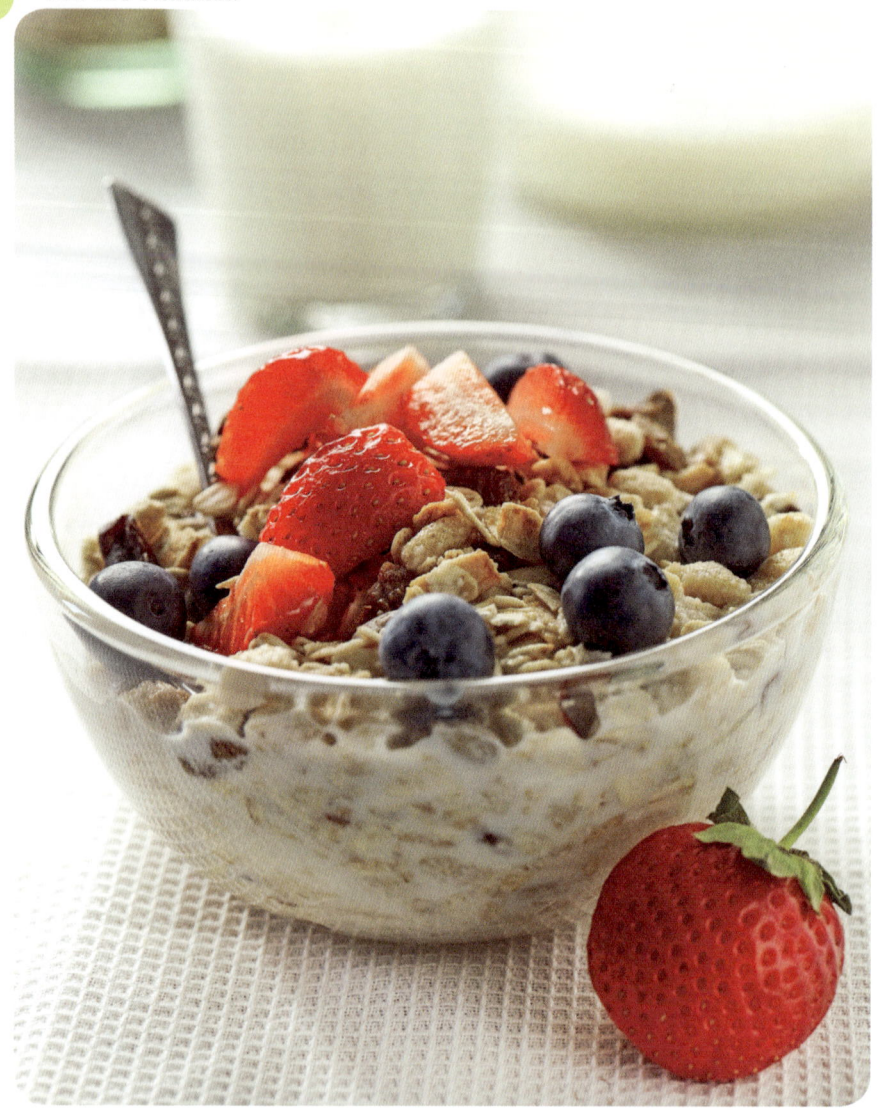

FRÜHES STÜCK

Es wird oft gesagt, dass Frühstück die wichtigste Mahlzei des Tages sei und es stimmt, dass man die Verdauung und den Stoffwechsel beleidigen kann, wenn man das Frühstück auslässt, wodurch man anfälliger für Schlafprobleme wird. Hier sehen Sie, wie Sie Ihr Frühstücksmenü verändern können, um für einen aktiven Tag und einen erholsamen Schlaf gewappnet zu sein.

1 Nehmen Sie wenig Zucker. Essen sie lieber Müsli mit frischen Früchten, anstatt Cornflakes. Lieber Naturjoghurt als gesüßtes Fruchtjoghurt.

2 Holen Sie sich Ihren Schuss Koffein in der Früh. Wenn Sie Kaffee trinken, machen Sie das lieber beim Frühstück als später tagsüber. Koffein kann für sieben Stunden in Ihrem Körper bleiben. Ein Nachmittagskaffee kann Sie also wachhalten.

3 Nehmen Sie lieber Vollkorn- anstelle von Weißbrot. Vollkorn gibt langsam Energie ab, das heißt, es ist unwahrscheinlich, dass Sie am Vormittag Hunger bekommen und zu einem Donut greifen.

4 Es soll interessant bleiben. Variieren Sie Ihr Frühstück. Essen Sie an manchen Tagen ein gekochtes Ei oder einen Bagel mit Kräuteraufstrich. Essen Sie im Winter Haferbrei mit Beeren.

WANN AM BESTEN

Jeden Tag! Gesunde Ernährung ist wichtig, um an erholsamen Schlaf zu kommen. Machen Sie das Frühstück zum Vorbild für andere Mahlzeiten.

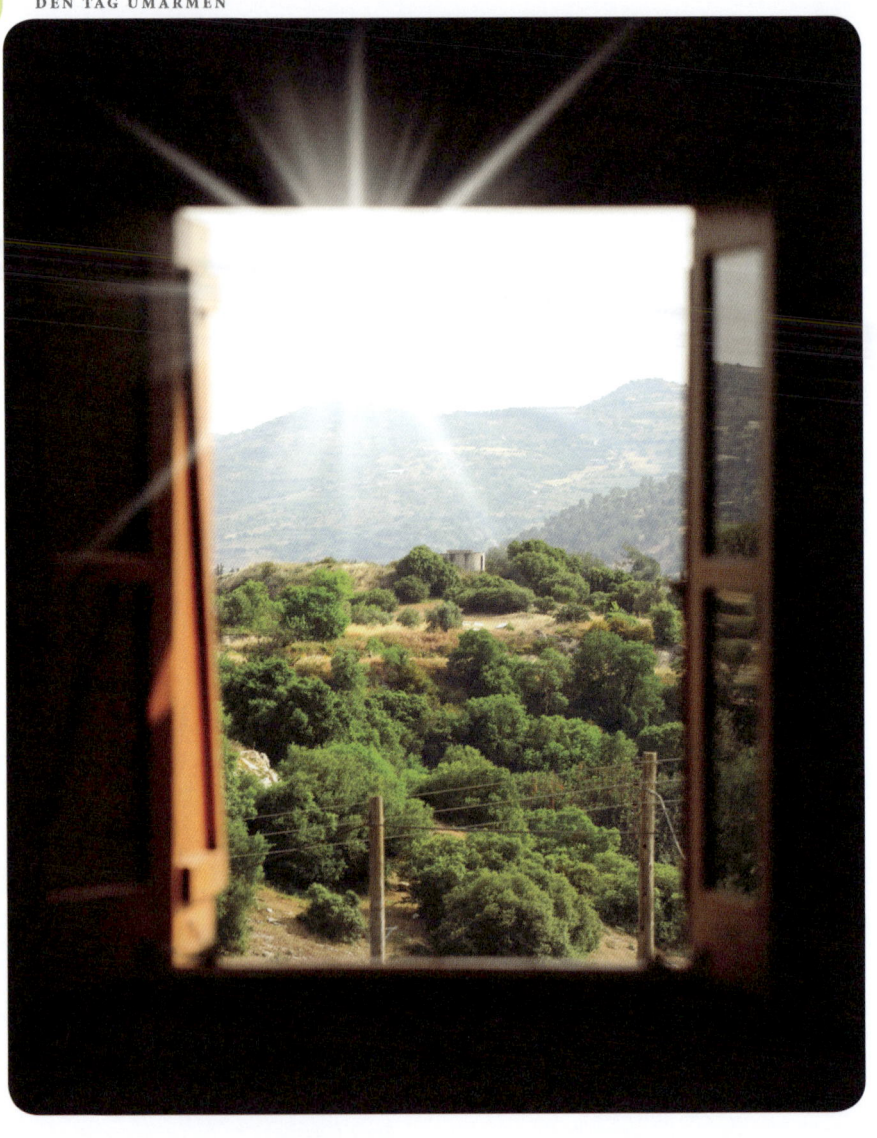

45 GUTEN MORGEN!

Wenn Sie das Aufwachen am Morgen als unwillkommenes Ende Ihrer Nachtruhe empfinden, versuchen Sie es mit dieser achtsamen Routine. Sie beginnt, sobald Ihre Zehen den Boden berühren. Sie hilft Ihnen dabei, den Morgen willkommen zu heißen und ein bisschen Freude in den Übergang von Schlaf zu aktivem Wachsein zu bringen.

1 Trinken Sie einen Schluck Wasser, sobald Sie aufwachen – stellen Sie sich dafür eine Flasche neben Ihr Bett. Achten Sie darauf, wie sich das Wasser in Ihrem Mund und in Ihrem Rachen anfühlt.

2 Öffnen Sie das Fenster, um einen Eindruck vom Wetter und der Welt da draußen zu bekommen. Atmen Sie tief durch die Nase ein. Das ist der erste Eindruck des Tages, der vor Ihnen liegt.

3 Machen Sie ein paar angenehme Dehnübungen. Strecken Sie beide Arme nach der Decke, beugen Sie sich nach unten, um Ihre Zehen zu berühren, nur so weit, wie es sich für Sie gut anfühlt.

4 Fokussieren Sie Ihre Gedanken auf etwas Gutes, das heute vor Ihnen liegt: Es ist großartig, am Leben zu sein!

WANN AM BESTEN

Machen Sie diese achtsame Routine zu einem Teil Ihres Morgens. Sie werden sich dadurch wahrscheinlich glücklicher fühlen und besser arbeiten. Sie können einen oder mehrere dieser Schritte jederzeit dazu verwenden, um zum aktuellen Moment zurückzukehren.

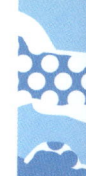

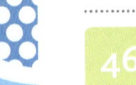

46 NACHSPÜREN

Schlaf ist essenziell für Ihre psychische Gesundheit. Und doch glauben so viele Leute, dass sie ohne viel auskommen. Manche glauben, mit wenig Schlaf auszukommen sei ein Zeichen von Stärke und Müdigkeit sei eine Form von Schwäche. Wenn Ihnen das bekannt vorkommt, ist es Zeit, Ihre Einstellung zu ändern. Dieses kleine Quiz, basierend auf der kognitiven Verhaltenstherapie, kann Ihnen helfen, Ihr Mindset zu ändern, indem es Sie an die Vorzüge von ausreichendem Schlaf erinnert.

WANN AM BESTEN

Wenn Sie Ihren Schlaf als Erstes damit in Zusammenhang bringen, wie Sie sich fühlen, werden Sie allmählich sehen, wie wichtig Ihnen guter Schlaf ist.

1 Nehmen Sie sich einen Moment Zeit, wenn Ihr Wecker klingelt und Sie erst halb wach sind, um nachzuspüren, wie Sie sich fühlen.

2 Gehen Sie die Fragen im Kopf durch – es kann nützlich sein, das Buch nahe beim Bett zu haben, um nachzuschlagen.

3 Denken Sie über Ihre Antworten nach. Falls eine davon „Nein" ist, haben Sie nicht gut genug geschlafen. Versprechen Sie sich, dass Sie sich ganz genau anschauen, was Sie davon abhält, Schlaf zu einer Priorität zu machen. Finden Sie eine Lösung, um die Hindernisse, eins nach dem anderen, loszuwerden.

☐ ☐ Fühlen Sie sich, als hätten Sie letzte
Ja Nein Nacht genug geschlafen?

☐ ☐ Haben Sie so gut geschlafen, wie Sie es
Ja Nein sich erhofft hatten?

☐ ☐ Hilft Ihnen Ihr nächtlicher Schlaf, heute
Ja Nein in Topform zu sein?

☐ ☐ Sind Sie bereit dazu, zu erledigen, was Sie
Ja Nein sich heute vorgenommen haben?

☐ ☐ Sind Sie gesund genug und haben Sie
Ja Nein das Durchhaltevermögen, den heutigen
Tag zu überstehen?

47 DEN KÖRPER DURCHLEUCHTEN

Fühlen Sie sich steif, wenn Sie aufwachen? Falls ja, kann das Ihren Tag ruinieren, Sie noch mehr frustrieren und Ihre Produktivität senken. Sich zu allererst um jegliche Schmerzen zu kümmern, ist essenziell. Falls Sie versteift aufwachen, selbst nachdem Sie in einer Position geschlafen haben, die Ihre Gelenke unterstützt, Sie vor dem Zubettgehen gedehnt haben und Ihr Bett warm ist, probieren Sie diese achtsame Atemtechnik aus, um die Gegenden zu entspannen, die am meisten wehtun.

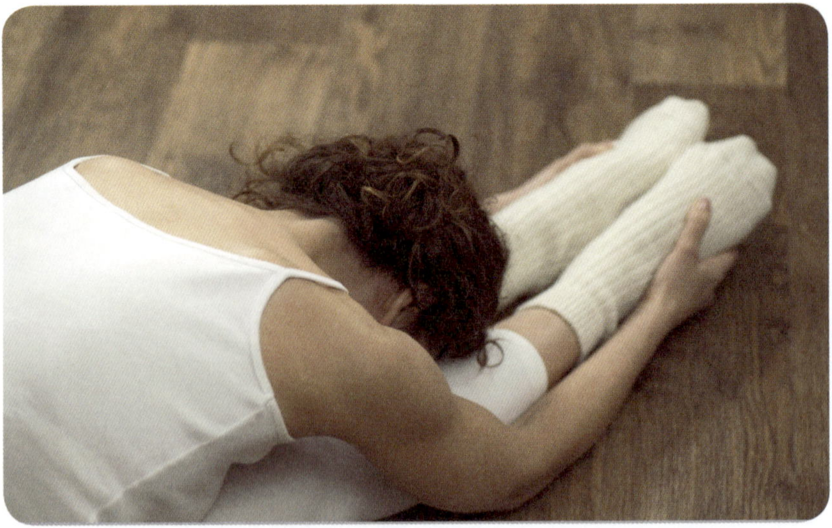

1 Falls Sie sich morgens steif fühlen, bleiben Sie im Bett liegen und finden Sie heraus, wo es sich in Ihrem Körper am Schlimmsten anfühlt. Sie sind vielleicht versucht zu denken „überall", aber lassen Sie diesen Eindruck nicht gelten.

2 Durchleuchten Sie stattdessen Ihren Körper von Kopf bis Fuß, um zu sehen, wo Sie sich am steifsten fühlen. Falls Ihre Gedanken abschweifen, führen Sie sie zurück zu Ihren Schmerzen.

3 Bringen Sie jetzt Ihre Aufmerksamkeit von den Schmerzen zu Ihrer Atmung. Betrachten Sie die Luft, die Sie einatmen, als heilend, und die, die Sie ausatmen, als vergebend. Wenn Sie heilende Luft einatmen, halten Sie zehn Sekunden lang inne, damit sie eine Ihrer steifen Gliedmaßen erreicht. Atmen Sie langsam vergebende Gedanken aus, das kann Ihren Geist besänftigen.

4 Wiederholen Sie das mehrere Male, bis Ihr heilender Atem all Ihre schmerzhaften Stellen erreicht hat und Sie immer noch Vergebung im Kopf haben.

WANN AM BESTEN

Machen Sie diese Übung zehn Sekunden lang als erste Sache am Morgen und letzte Sache vor dem Schlafengehen. Sie können sie auch jederzeit machen, wenn Sie Schmerzen in Ihrem Körper spüren und Gefühle von Anspannung und Verärgerung loswerden wollen, die oft mit Unwohlsein einhergehen.

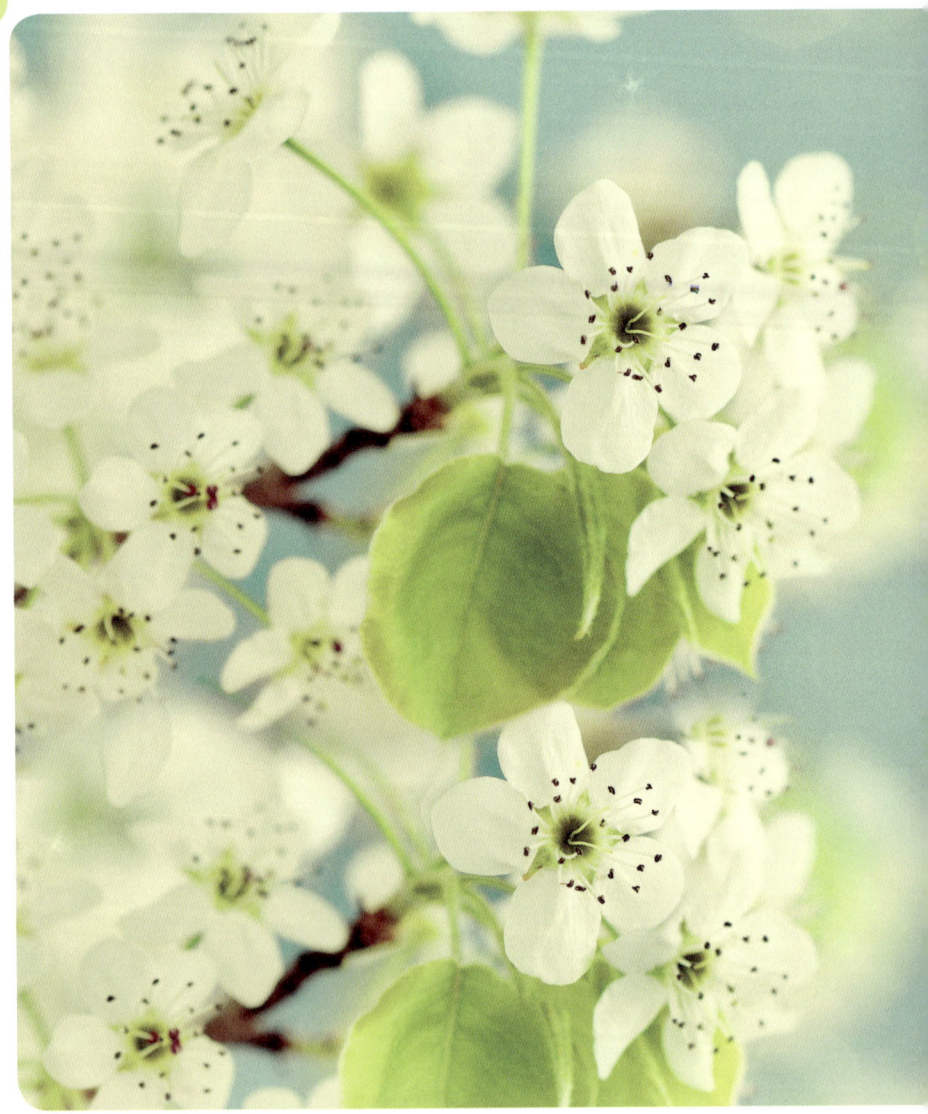

TOP-**FÜNF**-WEGE,
um einen großartigen Morgen zu erleben

Bereiten Sie am Abend alles vor für den nächsten Tag.

Schreiben Sie einen positiven Gedanken auf ein Post-It und platzieren Sie es dort, wo Sie es sehen werden.

Stehen Sie auf, sobald Ihr Wecker läutet.

Seien Sie realistisch im Bezug darauf, wie lange Sie brauchen, um sich fertig zu machen, damit Sie sich nicht beeilen müssen.

Machen Sie ein paar Minuten Sport oder dehnen Sie.

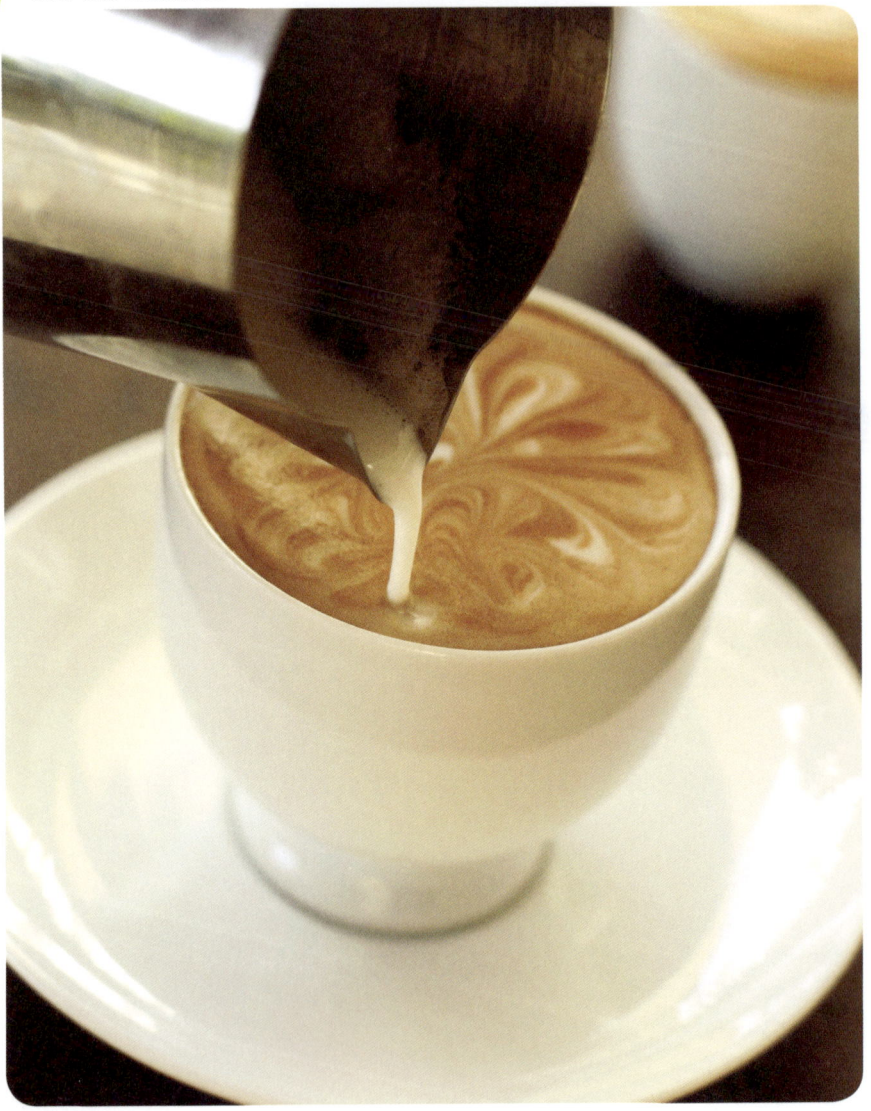

48   AUFSTEHEN!

Diese Technik, inspiriert vom emotionalen Gehirn-Training, zeigt, wie man den ungesunden Impuls, noch mal einzuschlafen, abschalten kann: Indem man aufsteht, wenn der Wecker zum ersten Mal klingelt und nicht die Schlummertaste drückt. Eine Schweizer Studie meint, es sei viel besser, am Ende unseres Schlafzyklus sofort aufzuwachen. Schlummern ist kein qualitatives Ausruhen und kann tagsüber zu mehr Müdigkeit führen.

1 Wenn Sie den Wecker in der Früh das erste Mal klingeln hören, drücken Sie die Schlummertaste, wie gewöhnlich. Aber anstatt wieder einzuschlafen, machen Sie einen Deal mit dem Teil des Gehirns, das jetzt mehr Schlaf möchte. Sagen Sie ihm, dass es wieder einschlafen kann, sobald Sie ein paar Kleinigkeiten erledigt haben. Heben Sie dann beschwörend die Beine aus dem Bett und sitzen Sie eine Minute mit geschlossenen Augen da. Denken Sie nach, was Sie als Erstes tun werden.

WANN AM BESTEN

Jeden Morgen! Diese Übung jeden Tag zu machen, wird Ihnen dabei helfen, Ihre interne biologische Uhr neu einzustellen und Sie so dazu bringen, das meiste aus Ihren wachen Stunden herauszuholen.

2 Es ist nicht wichtig, was sie entscheiden zu tun, solange Sie nicht nur herumsitzen oder wieder einschlafen. Wenn Ihr Wecker zum letzten Mal klingelt, spüren Sie nach, wie Sie sich fühlen. Stellen sie fest, dass Ihre schläfrige Seite jetzt zu wach ist, um zurück ins Bett zu gehen. Das wird Sie dazu motivieren, diese Übung morgen noch mal zu machen.

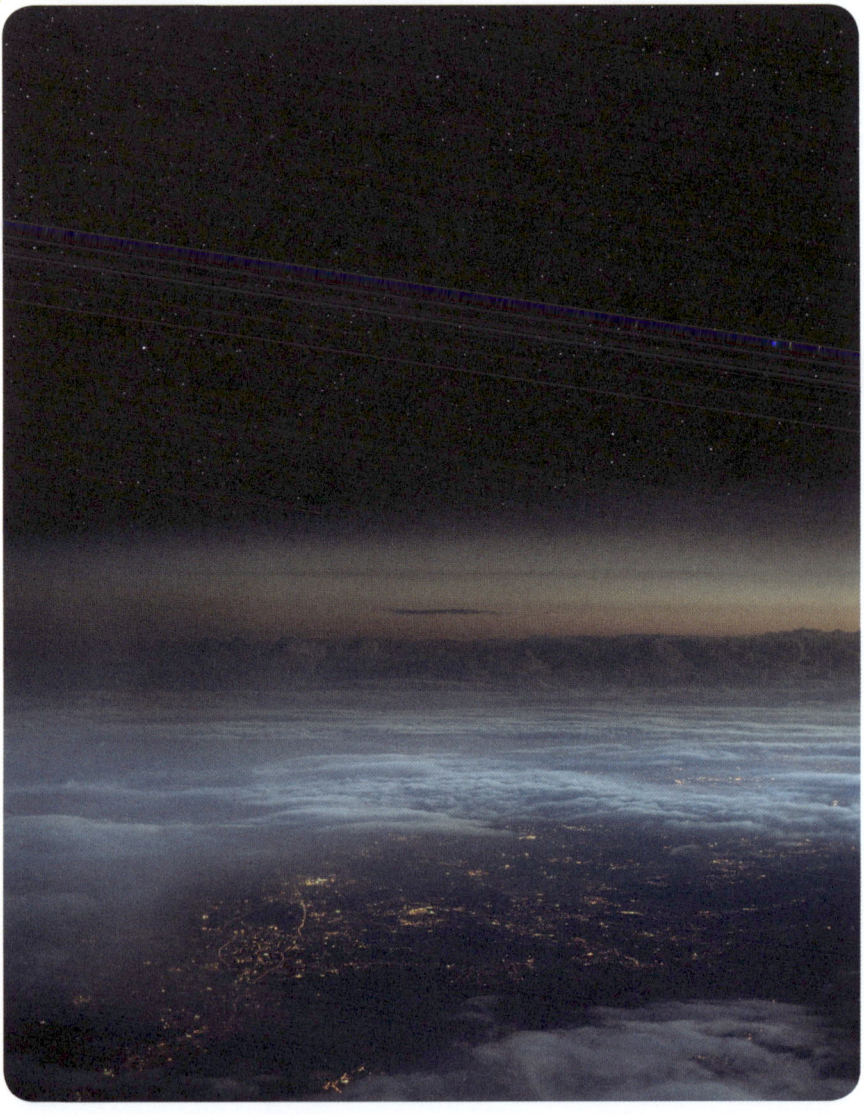

49 KOSMISCHES NICKERCHEN

Die meisten von uns glauben, wenn wir tagsüber ein Nickerchen machen, können wir in der Nacht nicht schlafen. Doch als die NASA das mit einer Gruppe Astronauten austestete, fand man heraus, dass kleine Nickerchen von 20–30 Minuten die Konzentration der Astronauten wieder auffrischten und keinen Einfluss auf Ihren nächtlichen Schlaf hatte. Das emotionale Gehirn-Training ermutigt uns dazu, dass unsere gesundheitlichen Bedürfnisse an erster Stelle stehen. Nutzen Sie diese Übung, wenn Sie tagsüber müde sind, aber ebenfalls nachts gut schlafen wollen.

1 Schließen Sie die Augen und stellen Sie sich vor, Sie würden nichts wiegen, wie ein Astronaut der herumfliegt. Sind sind sich nicht sicher, ob Sie stehen, sitzen oder liegen. Sie schweben einfach ruhig und ohne Anstrengung im Raumschiff herum.

2 Außerhalb des Raumschiffs ist es so still, wie es nur im Weltraum sein kann. Drinnen, wo Sie sind, gibt es kleine Geräusche – Piepsen und Klicken am Hightech-Equipment. Aber das ist Ihnen so vertraut, dass es Sie nicht stört. Sie schweben hinein in einen erfrischenden Schlaf.

WANN AM BESTEN

Diese Übung ist vor allem dann nützlich, wenn Ihr Schlafrhythmus durch Schichtarbeit, frühes Aufstehen oder ein Jetlag nach einem langen Flug gestört wurde. Achten Sie darauf, dass Sie vor 15 Uhr aufwachen. Lange Nickerchen erschweren das Einschlafen in der Nacht.

50 VORBEREITUNG AUF DEN TAG

Der Morgen kann die hektischste Zeit des Tages sein. Selbst wenn Sie kein Morgenmensch sind, können Sie das Haus selbstbewusst, cool und gefasst verlassen. Das emotionale Gehirn-Training sagt, dass Menschen ihr emotionales Gehirn neu vernetzen können, indem sie die kleinen Belohnungen des Lebens willkommen heißen und so mehr Erfolg und weniger Stress haben. Hier ist eine Liste an Aktivitäten, die Sie selbst erfüllen und nicht nur Ihren Terminkalender ausfüllen werden.

WANN AM BESTEN

Jeden Tag! Richten Sie ihr Gewand und das Mittagessen, inklusive Wasserflasche und frischen Früchten, am Tag zuvor her. Das hilft, am Morgen etwas Zeit zu lassen, um einfache Freuden zu genießen.

1 **Stehen Sie früh auf:** Die erste ruhige Stunde, nachdem Sie aufgestanden sind, kann wunderbar sein. Nutzen Sie die Zeit für etwas Ruhiges, Erfreuliches: Beobachten Sie den Sonnenaufgang, trinken Sie voller Wertschätzung eine Tasse Tee oder genießen Sie es, einige Minuten lang friedlich auszumalen.

2 **Beschließen Sie, nicht mit der vernetzten Welt in Kontakt zu treten:** E-Mails, soziale Medien, die Nachrichten – alle können warten.

3 **Gehen sie zu Fuß in die Arbeit oder zum Bahnhof:** Lassen Sie sich genug Zeit, sodass Sie die Erfahrung nach Belieben genießen können. Denken Sie unterwegs daran, dass es mehr gute als schlechte Dinge in Ihrem Leben gibt.

Versuchen Sie es hiermit: Machen Sie die Mal-Übung gegenüber als erfreuliche Morgenaktivität.

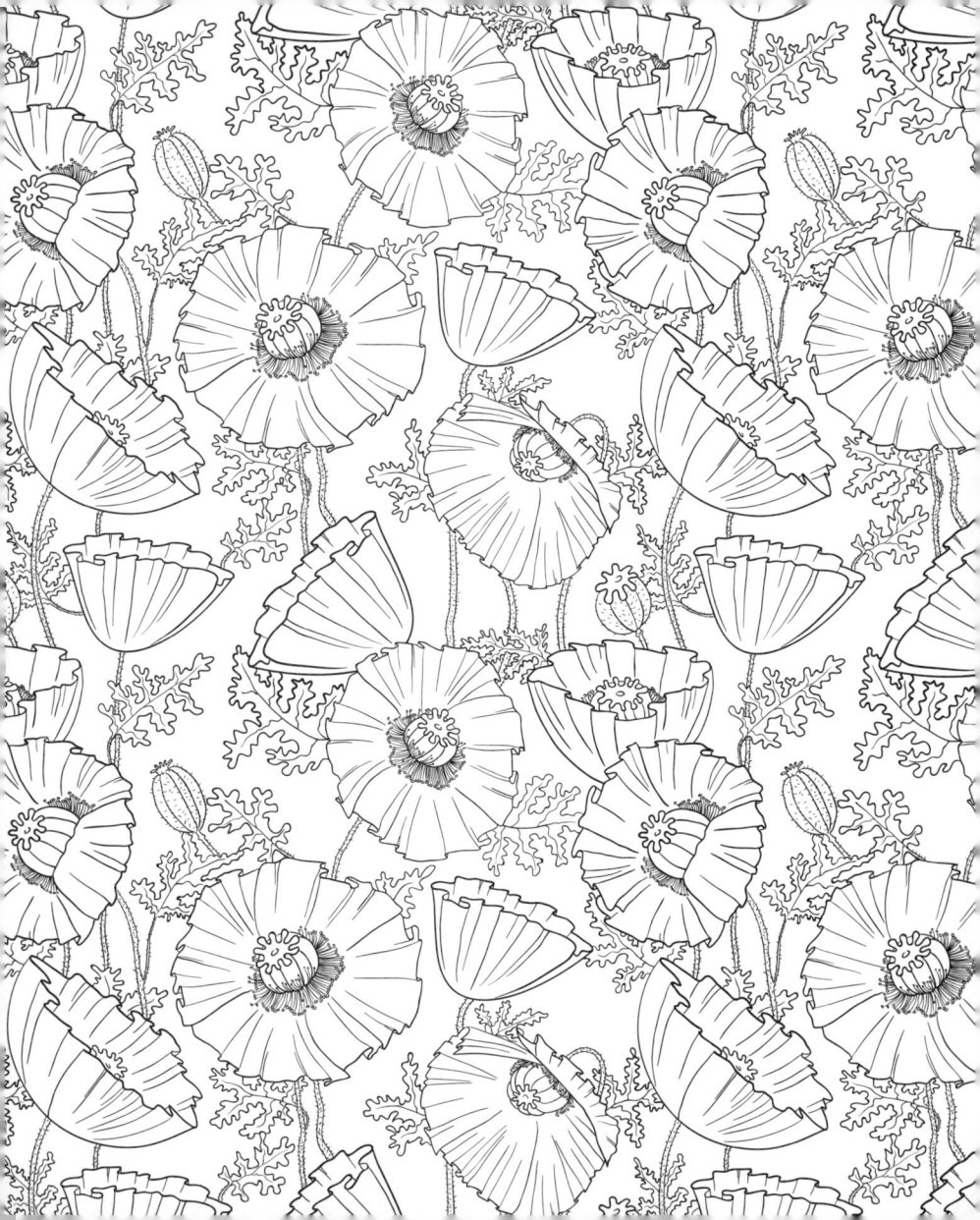

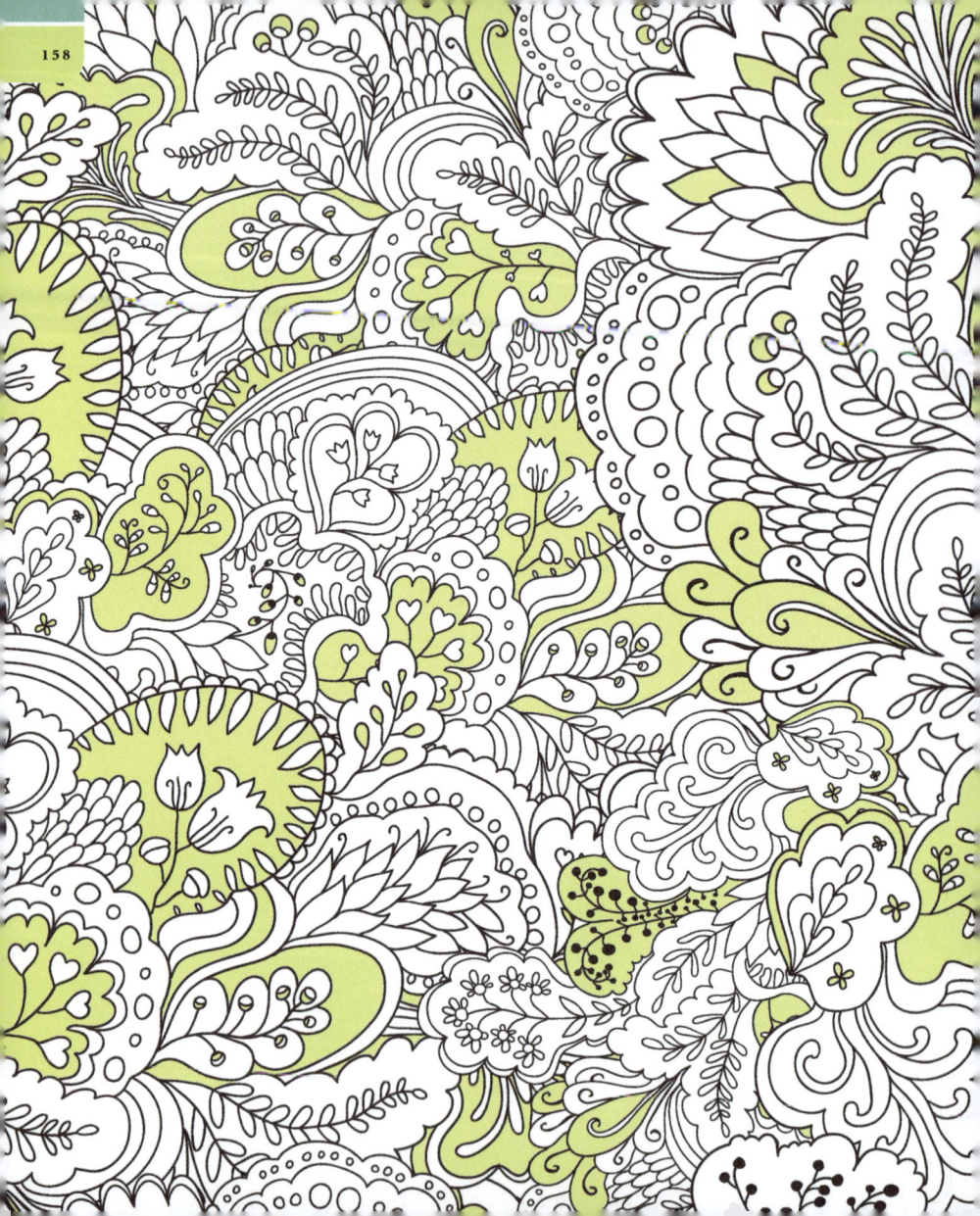

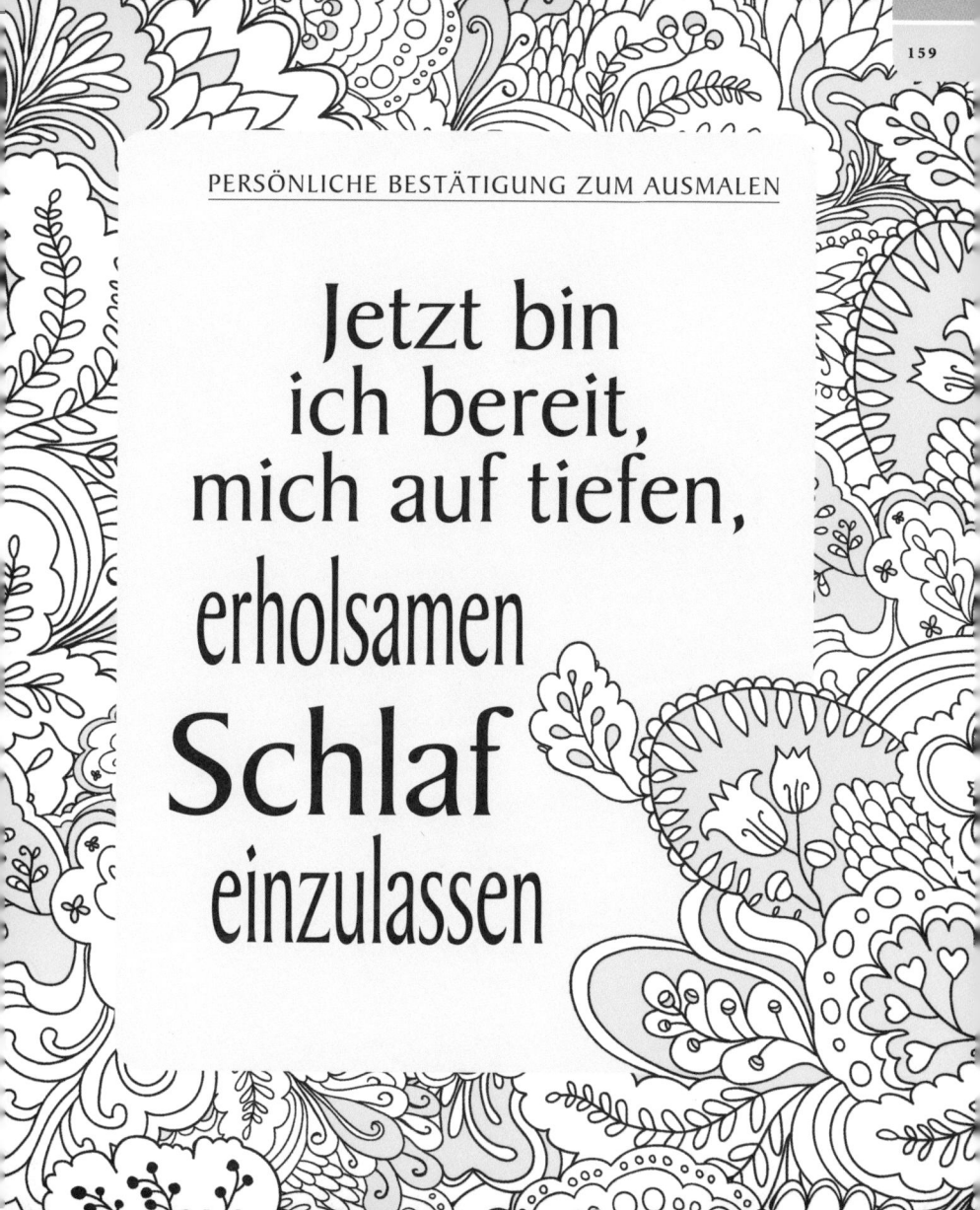

PERSÖNLICHE BESTÄTIGUNG ZUM AUSMALEN

Jetzt bin ich bereit, mich auf tiefen, erholsamen Schlaf einzulassen

DANKSAGUNG

Bildnachweis 2–3 (und seitliche Gestaltung im gesamten Buch) Kryvushchenko/Shutterstock 6 MarkVanDykePhotography/Shutterstock 9 Bellephoto/Shutterstock 11 VeryOlive/Shutterstock 12–13 Robusta/Shutterstock 15 tgergo/Shutterstock 16 Igor Zh./Shutterstock 18 M. Pellinni/ Shutterstock 21 Robusta/Shutterstock 22 vitalez/Shutterstock 24 ohnachaj Palas/Shutterstock 26 leksandr Kutakh/Shutterstock 28 Mostovyi Sergii Igorevich/Shutterstock 30 science photo/ Shutterstock 32–33 Sergej Razvodovskij/Shutterstock 34 Arina P Habich/Shutterstock 36 bouybin/ Shutterstock 39 Triff/Shutterstock 40–41 balabolka/Shutterstock 42–43 Robusta/Shutterstock 45 LittleStocker/Shutterstock 46 Maly Designer/Shutterstock 48 Daniel Gale/Shutterstock 50 Mostovyi Sergii Igorevich/Shutterstock 52 ags1973/Shutterstock 54 nanka/Shutterstock 55 Robusta/Shutterstock 56 aopsan/Shutterstock 58–59 Wesley Cowpar/Shutterstock 60 Willyam Bradberry/Shutterstock 62 joesayhello/Shutterstock 64 RazoomGame/Shutterstock 66 spaxiax/ Shutterstock 67 Robusta/Shutterstock 69 Jane_Lane/Shutterstock 70–71 Robusta/Shutterstock 73 Iakov Filimonov/Shutterstock 74 Dudarev Mikhail/Shutterstock 76 topten22photo/Shutterstock 78 Sandor Jackal/Fotolia 80 Tischenko Irina/Shutterstock 82 Robusta/Shutterstock 84 Anibal Trejo/ Shutterstock 86–87 Subbotina Anna/Shutterstock 88 ml1413/Shutterstock 90 Makarova Viktoria/ Shutterstock 93 Triff/Shutterstock 94–95 tets/Shutterstock 96–97 Robusta/Shutterstock 99 Grisha Bruev/Shutterstock 100 belkos/Shutterstock 102 Robusta/Shutterstock 104 www.BillionPhotos.com/ Shutterstock 106 Stefano Garau/Shutterstock 108 optimarc/Shutterstock 110–111 Petr Jilek/ Shutterstock 112 Robusta/Shutterstock 115 Ira Mukti/Shutterstock 116–117 Robusta/Shutterstock 119 leungchopan/Shutterstock 120 Ricardo Reitmeyer/Shutterstock 122 BAGCI/Shutterstock 124 Petr Kopka/Shutterstock 126 Vibrant Image Studio/Shutterstock 128–129 Arjan van Duijvenboden/Shutterstock 130 duangnapa_b/Shutterstock 132 Vixit/Shutterstock 135 tets/ Shutterstock 136–137 Robusta/Shutterstock 139 AlinaMD/Shutterstock 140 hxdyl/Shutterstock 142 MaraZe/Shutterstock 144 Valeriy Lebedev/Shutterstock 147 aopsan/Shutterstock 148 bikeriderlondon/Shutterstock 150–151 Stephanie Frey/Shutterstock 152 Elina Manninen/Shutterstock 154 MarcelClemens/Shutterstock 157 liskus/Shutterstock 158–159 Robusta/Shutterstock

Cover: Kryvushchenko/Shutterstock

Der Richtigkeit und Vollständigkeit der Informationen in diesem Buch wurde größte Sorgfalt gewidmet. Sollte unabsichtlicherweise dennoch ein Urheber nicht angegeben sein, werden wir dies nach Kenntnisnahme in der nächsten Ausgabe berichtigen.